동영상을 보며 읽는

재미있는
재생의학

유지＊임정옥 지음

學而思 | 학이사

동영상을 보며 읽는
재미있는 재생의학

머/리/말

　재생의학은 생명과학, 공학, 의학 등이 융합되어 만들어진 학문으로 인체의 손상된 장기 또는 조직의 기능을 정상화시켜 환자의 생명과 삶의 질을 향상시키는 데 그 목적이 있습니다. 재생의학은 줄기세포, 세포치료, 조직공학 등의 다양한 이름으로 생명과학과 의료의 혁신을 이끌어 내고 있으며, 바야흐로 첨단의료 산업의 한 축으로 자리매김하고 있습니다. 따라서 학계, 연구진, 환자, 의료산업계에 관심의 대상이 되고 있을 뿐 아니라, 우리의 삶에 직, 간접적인 영향을 끼치는 분야가 되었습니다. 실제로 재생의학기술로 만든 조직과 장기가 환자에 적용되었으며 줄기세포 등을 이용한 세포치료제가 환자의 치료는 물론 상품으로 개발되어 판매되고 있습니다.

　그 동안 재생의학과 관련된 연구와 임상시험 등이 수 많은 논문과 서적을 통해 발표되었으며 이를 통해 이 학문이 지속적으로 발전되고 있습니다. 이는 전문가들을 위한 정보와 전문지식이 대부분이며, 일반인들이 공유할 수 있는 채널은 극히 제한적입니다. 따라서 차세대

의료로 발전할 수 있는 재생의학에 대한 개요 및 정보는 일반인들도 관심을 가지고 인식할 필요가 있다고 생각하며 본 편집인들은 일반인들이 쉽게 이해할 수 있고 이 분야에 흥미를 가지며 읽을 수 있는 책 '재미있는 재생의학'을 준비하게 되었습니다. 그리고 동영상을 통해 관련 내용을 생생하게 접할 수 있도록 QR code를 넣어 편집하였습니다. 이 책을 통하여 재생의학의 정의, 기술 및 응용, 잠재력 그리고 산업화에 대한 정보를 나누었으면 합니다.

이 책을 접하는 독자들이 재미있게 읽고 유익한 정보를 얻을 수 있기를 바라며, 출판을 지원해 주신 도서출판 학이사의 신중현 사장님, 그리고 이 책의 탄생을 적극적으로 후원해 준 대구광역시와 경북대학교 국제재생의학연구소(Joint Institute for Regenerative Medicine)에 깊이 감사드립니다.

2014. 6.

유 지, 임 정 옥

차 례

재미있는
재생의학

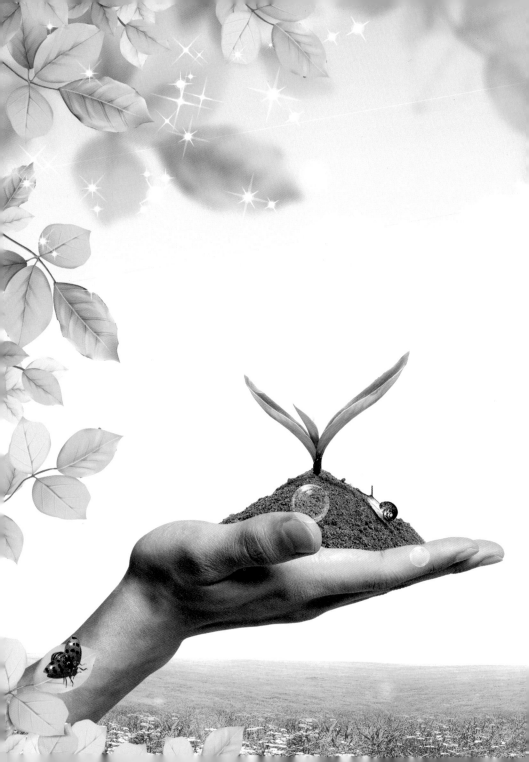

모든 인간은 건강하고 행복하게 오래 살고 싶은 욕망이 있습니다.

불의의 사고나 어느 날 닥친 질병 그리고 유전적인 선천성 질환,

이러한 사고나 질병으로 힘들고 어려운 삶을 살아가는 이들을

사고 이전의 모습으로, 질병이 발생하기 이전의 신체로

되돌릴 수는 없을까요?

타임머신을 타고 과거로 돌아갈 수는 없지만

적어도 손상된 조직이나 장기를

건강한 상태로 되돌릴 수는 있을 것 같다는 꿈이

서서히 이루어지고 있습니다.

바로 재생의학의 발전이 이런 요구에 대한

해답을 내놓기 시작하고 있는 것입니다.

어떻게 이런 일들이 가능한지,

지금 어디까지 왔는지,

미래의 재생의학은 어디까지 갈 것인지,

지금부터 함께 살펴보시죠.

1. 재생의학이란 무엇인가요?

　재생의학(Regenerative medicine)은 신체를 이루고 있는 각종 장기와 조직 그리고 세포 등을 재생시켜서 원래의 형태와 기능을 복원시키거나 대체시키는 첨단의학입니다.

　재생의학은 생물학, 유전학, 재료공학, 기계공학, 전자 및 제어공학, 의학 등을 포함한 융합학문입니다. 그 목표는 회복이 불가능했던 조직이나 장기들을 신체고유의 회복 메커니즘을 활성화시키거나 손상된 조직을 교체함으로써 손상된 부위를 복원하는 데 있습니다.

　예를 들어 끊어진 신경조직 때문에 신체의 일부가 마비되거나 장기가 심하게 손상된 환자들에게 재생의학기술을 이용, 환자자신의 세포를 채취한 후 배양하여 건강한 조직과 장기를 만들어 되돌려 주는 기술입니다.

Anthony Atala 박사의 선구적인 재생의학

신체재생에 대하여 : Alan Russell

- 으악! 신경이 끊겼대.
- 염려 마, 재생의학의 배양기술이면 되살릴 수 있어.

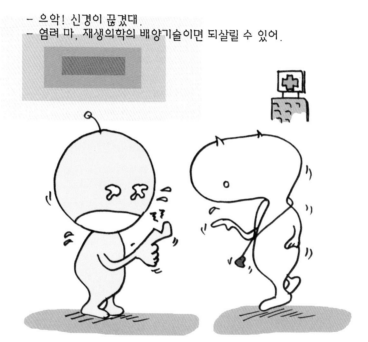

2. 왜 조직과 장기를 만들어야 하나요?

미국의 통계에 의하면 매년 10만 명의 장기가 이식에 필요하지만 2만 건의 장기만이 기증됨으로써 대기 중 5년 동안에 약 1만여 명이 사망한다고 합니다. 또한 장기의 손상으로 인한 경제적 손실은 약 4조에 이른다고 합니다. 노령화 사회가 되면서 기증자에 비해 수요자는 증가하는 추세이며, 이로 인한 수급에 심한 불균형이 초래되고 있기 때문입니다.

우리나라의 경우는 이 보다 훨씬 심각합니다. 국내 신장 이식을 기다리는 사람은 2013년 9월 현재 무려 1만 3000명에 이르며, 게다가 5년 이상 긴 시간을 기다려도 이식을 받을 수 있다는 기약이 없어 좌절과 고통 속에 병마와 싸워가고 있는 상황입니다. 건강 백 세 시대, 평균 수명이 늘어나면서 늙고 병든 장기를 바꾸려는 사람이 늘어남에 따라 장기의 부족으로 불법 장기 거래, 심지어는 끔찍한 장기 적출 살인사건이 발생하기도 합니다.

재생의학은, 이와 같이 장기 이식이 필요한 수많은 사람들에 비해 턱없이 부족한 장기 기증자의 문제를 해결함은 물론 타인의 장기를 본인에게 이식할 때 발생하는 면역 거부반응을 해결할 수 있는 희망의 의료기술입니다.

　재생의학과 조직공학은 같이 혹은 별개로 많이 사용되는데, 세포를 이용하여 조직을 만든다는 조직공학 용어가 먼저 사용되었고 여기에 줄기세포가 도입되어 재생의학이라는 개념으로 발전하게 되었습니다. 또한 주로 줄기세포를 이용한 치료제 개념으로 세포치료라는 용어도 사용하게 되었습니다.

　현재 재생의학은 세계적으로 활발하게 연구되고 있는 분야로 인체 장기를 대상으로 자가 세포, 생체 재료, 줄기세포 등 다양한 접근방법으로 조직 및 장기재건에 관한 연구가 수행되고 있습니다. 최근에는 인체내의 재생능력을 활성화하여 스스로 장기의 복원을 유도하는 기술이 개발되고 있습니다.

　이렇듯 재생의학은 고령화와 함께 나타나는 인류의 질병 극복과 삶의 질을 향상 시키는데 가장 많은 영향을 끼칠 '미래의학'이자 '질병에 대항하는 새로운 의료기술의 시작'입니다. 그래서 현재 인류는 '줄기세포 기술을 보유한 신인류'라는 새로운 패러다임(paradigm)이 형성되고 있습니다.

　이와 같은 조직공학과 재생의학의 개념과 이 '미래의학'이 어떻게 시작되었는지 좀 더 알아보도록 하겠습니다.

– 재생의학은 고령화 시대에 나타나는 인류의 질병 극복과
삶의 질을 향상 시킬 '미래의학' 입니다.

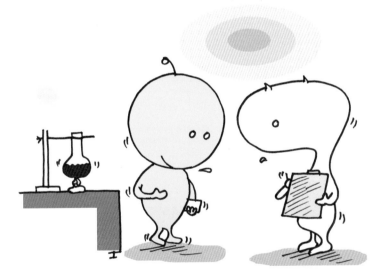

3. 재생의학의 탄생

1) 재생의학의 개요는?

지금 이 시간에도 지구촌의 여기저기에서는 사고나 질병으로 신체 조직의 일부가 손상되거나 유실이 되는 사고가 발생하고 있습니다.

그러나 이러한 사고나 질병에 의한 환자들과 장애인들을 위하여 첨단 과학을 이용하고 있습니다. 로봇 팔이나 다리, 모터가 장착된 인공 투석기는 물론 두뇌와 연결된 첨단 칩을 활용한 눈과 귀 등 수 많은 보조 장치가 개발되어 그들의 신체 일부가 되어 그들의 생활에 도움을 주고 있습니다.

프랑스 인공 심장 이식 성공

　특수한 소재로 만든 인공 혈관이나 인공 심장, 인공 투석기 등 이루 말할 수 없이 많은 보조 장기들이 개발되어 환자들에게 적용되고 있습니다.

　하지만 이러한 장치들이 아무리 정교하더라도 신체와 결합되고 운용 되는 데는 아직은 많은 어려움과 불편함이 따르고 있습니다.

나날이 발전하는 의료기술 (인공 팔)

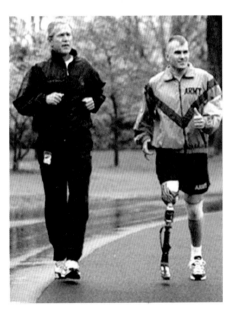

잃어 버린 다리를 의족으로 대치한 병사와 조깅하는 부시 미 대통령 - 이 의족을 실제의 다리로 재생하는 것이 조직재생의학의 목표임

　이렇게 신체나 장기를 대체하는 장치들이 공학적 기술의 발달로 급속히 발전해 나가고 있는 동안 다른 한편에서는 의학 분야의 혁신적인 의료공학이 낳은 새로운 의학기술이 있었습니다.

　바로 조직공학 입니다.
　기계 장치가 아닌 인간의 세포와 생체재료로 환자에게 필요한 신체조직을 만들어내는 기술입니다.
　이러한 의학기술들은 지금 이 순간에도 끊임없이 개발되고 있습니다.

　그렇다면 새로운 의학기술이 발달하면 좀 전에 설명한 로봇 기술같은 첨단 기술은 필요없을 것 같습니까?
　당연히 아닙니다.
　그러한 기술들은 인간이 생존할 수 없는 극한조건, 예를 들어 극지나 심해는 물론 달이나 화성 같은 곳에서 각종 임무를 수행할 수 있습니다. 곧 인간을 대신할 수 있는 로봇이나 기계장치들을 만들어 인류에게 새로운 희망을 줄 수 있는 것은 물론 화재현장의 불길 속을 뛰어들어가 생명을 구해낼 수도 있을 것입니다.

　나아가 이러한 첨단 컴퓨팅 환경과 기계 장치 등의 기술들은 많은 사람들에게 건강하고 행복한 삶을 만들어 주는 조직공학의 지름길로 안내해 줄 수도 있을 것입니다.

　그럼 이제 조직공학에 대해 좀 더 자세히 알아보겠습니다.

　조직 공학은, 기계장치나 인공 조형물이 아닌 사람의 세포를 생분해성 물질로 만들어진 구조체에 붙인 다음 이를 배양하여 손상된 조직 및 장기를 복원시키는 기술 및 학문으로 볼 수 있습니다.

　즉 조직공학(Tissue Engineering)은 환자 자신의 조직이나 장기의 세포를 일부 채취하여 체외에서 배양한 다음, 몸에서 분해되는 생체 흡수성 고분자지지체에 심어 세포 배양기에서 안정화시킨 후 환자의 체내에 이식하면 몸 안에서 조직이나 장기로 형성되는 기술입니다.

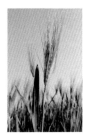

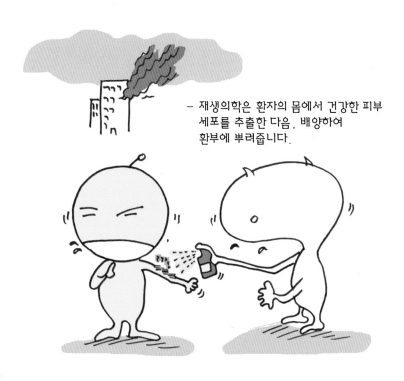

- 재생의학은 환자의 몸에서 건강한 피부
  세포를 추출한 다음, 배양하여
  환부에 뿌려줍니다.

2) 조직공학은 어떻게 시작되었나요?

이러한 조직공학은 하버드 외과의사인 Vacanti 박사와 MIT 공대의 Langer 박사가 세포와 재료를 이용하여 조직공학적 방법으로 귀를 만든 것에서 출발한다고 볼 수 있습니다.

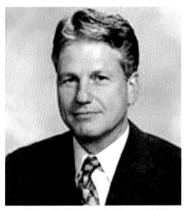
하버드 의대의 Joseph Vacanti 박사

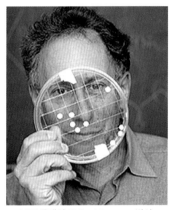
MIT 공대의 Robert Langer 박사

이 두 사람이 이끄는 연구팀이 생체에서 흡수 되는 합성 고분자 재료인 PGA(Polyglycolic acid)라는 물질을 이용하여 귀 모양의 지지체를 만들고, 그 지지체에 사람의 연골세포를 심어 배양한 후 사람의 귀를 만든 것에서 시작되었습니다.

아래 그림은 Vacanti 박사 팀이 최초로 사람의 연골 세포와 고분자 지지체를 이용하여 조직 공학적인 방법으로 귀를 만든 모습입니다.

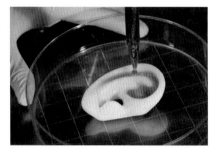

귀모양으로 만든 지지체에
세포를 심는 모습

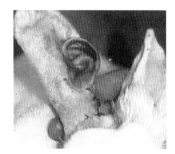

조직공학적으로 만든 귀

정말 대단한 성과가 아닐 수 없습니다.

이러한 조직공학적 방법으로 만든 귀의 성공에 이어 1999년 미국 Harvard 의과대학의 Anthony Atala 박사와 James J. Yoo 박사 팀이 세계 최초로 복합장기를 만들어 환자에 이식하는 쾌거를 이루었습니다.

사람의 귀를 쥐의 등에
성공적으로 이식

환자 자신의 방광 세포와 생체재료를 이용한 조직 공학적 방법으로 방광을 만들어 7명의 환자에게 이식한 후 방광재건에 성공해 지금까지 그 기능을 유지하고 있습니다.

　이 임상결과는 저명한 의학 학술지인 〈Lancet〉에 발표(2006년)되었고, 국내 YTN을 비롯한 미국의 CNN, CBS, New York Times 등의 대중매체를 통해 세계적으로 알려졌습니다.

　그 과정을 그림으로 표현하면 아래와 같습니다.

조직공학적 방광 재건의 예 (CNN news, 2006년4월)

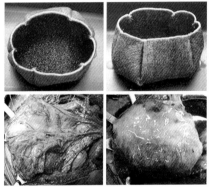

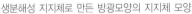

생분해성 지지체로 만든 방광모양의 지지체 모양

성체세포를 이용한 방광재생

　이 과정을 조금 더 설명하면 다음과 같습니다.

　① 환자의 방광 조직에서 세포를 분리

　② 체외에서 세포 배양

　③ 이렇게 증식된 세포를 몸에서 흡수되는 지지체에 심음

④ 인큐베이터에서 안정화시킨 후 세포가 모두 지지체에 붙음

⑤ 이를 손상된 방광에 이식

이 방광조직이 체내에서 숙성하여 장기의 크기와 기능을 회복시켜 주었던 것임

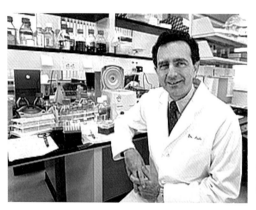

Atala 교수의
조직 공학적 방광 재건에 관한
CNN news와의 인터뷰모습

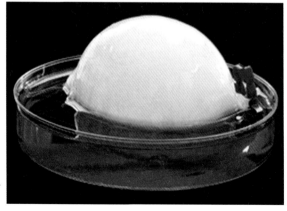

세포를 심은 방광의 모습

　　Atala 교수는 2004년 North Carolina에 위치한 Wake Forest 대학 내
에 Institute for Regenerative Medicine (WFIRM)을 설립하였으며, 아
래와 같은 다양한 조직과 장기 재생연구를 진행하고 있습니다.

혈관　　　　　　　　　　　　심장판막

손가락

신장　　　　　　　　　근육

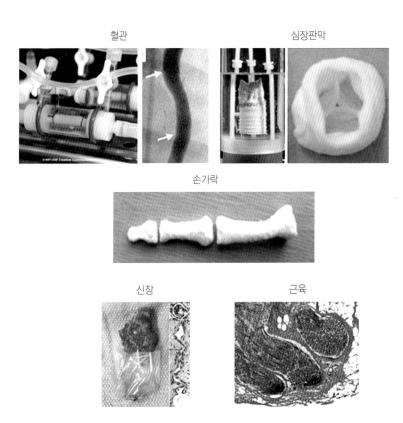

Wake Forest 대학에서 개발하고 있는 조직 및 장기들의 예

4. 재생의학에 필요한 요소는 무엇인가요?

이제 조직공학과 재생의학을 좀 더 이해하기 위하여 이 의학에 필요한 요소에는 어떤 것이 있는지 간략히 알아보겠습니다.

1) 세포

인간의 몸은 세포와 세포외 물질로 구성되어 있습니다. 세포는 인체의 기본 단위이며, 인체는 약 75조~100조 개 이상의 세포로 이루어져 있습니다. 이러한 세포는 세포외 물질과 더불어 인체의 기본조직을 이루며, 조직은 기능적 단위를 형성하여 기관을 이루게 됩니다.

이 중에서 조직은 4가지로 구분 됩니다. 상피조직과 결합조직, 근육조직, 신경조직으로 나누어지고 이들 조직들이 조합되어 다시 몇 개의 기관을 형성하고 이러한 기관이 모여 기관계를 구성 합니다.

기관계란 상호관련성을 가지고 상호 협동작용을 통해 통일된 기능계를 구성하는 기관의 계통을 말합니다. 대표적인 것으로 소화계, 호흡계, 순환계 등이 있습니다.

이렇게 인체를 크게 나누어 보면 세포와 세포외 물질, 조직, 기관, 기관계로 나누어집니다.

각 기관계는 고유의 기능이 있으며, 다른 기관계와 상호 작용을 하여 생물학적 기능을 합니다.

기관계는 단순한 기관들의 통합이 아니라, 상위의 기능을 하기 위해 기능적인 연관을 가지고 있습니다.

예를 들면 음식물은 소화계를 통해서 섭취되어, 소화 흡수된 후 이 영양소들은 다시 순환계를 통해서 몸의 각 부분으로 운반되고 각 기관들은 제각기 기관 고유의 생리활동을 하게 되는 것입니다.

하위 기관으로는 피부계, 골격계, 근육계, 신경계, 내분비계, 순환기계, 림프 및 면역계, 호흡기계, 소화기계, 비뇨기계, 생식기계, 감각계 등이 있습니다.

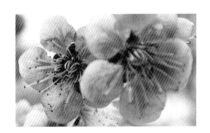

각 기관계와 기능은 다음과 같습니다.

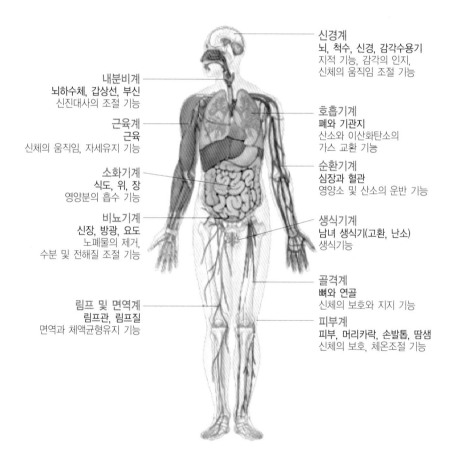

신경계
뇌, 척수, 신경, 감각수용기
지적 기능, 감각의 인지,
신체의 움직임 조절 기능

내분비계
뇌하수체, 갑상선, 부신
신진대사의 조절 기능

근육계
근육
신체의 움직임, 자세유지 기능

호흡기계
폐와 기관지
산소와 이산화탄소의
가스 교환 기능

순환기계
심장과 혈관
영양소 및 산소의 운반 기능

소화기계
식도, 위, 장
영양분의 흡수 기능

비뇨기계
신장, 방광, 요도
노폐물의 제거,
수분 및 전해질 조절 기능

생식기계
남녀 생식기(고환, 난소)
생식기능

골격계
뼈와 연골
신체의 보호와 지지 기능

림프 및 면역계
림프관, 림프질
면역과 체액균형유지 기능

피부계
피부, 머리카락, 손발톱, 땀샘
신체의 보호, 체온조절 기능

　재생의학의 가장 기본적인 요소인 세포에 대해서 좀 더 상세히 알아보겠습니다.

　세포는 생물의 몸을 이루고 있는 구조적·기능적 기본 단위로 원형질과 후형질로 이루어져 있습니다.

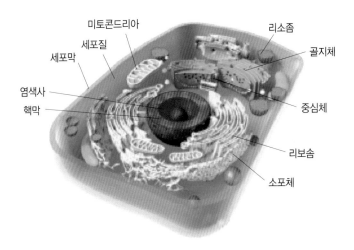

　원형질은 세포가 처음부터 가지고 있는 부분으로 생명활동이 일어나는 살아있는 부분입니다. 원형질은 유전자를 가지고 있는 생명활동의 중심인 핵과 핵을 둘러싸고 있는 세포질로 이루어져 있으며, 단백질과 지방, 당 등 여러 가지 물질을 함유하고 있습니다.

후형질은 세포가 활동하면서 새로이 만들어지는 부분으로 생명활동이 없습니다. 후형질로는 세포벽, 액포, 세포내 함유물 등이 있습니다.

세포는 물을 매질로 해서 반 유동성의 상태를 하고 있습니다. 세포는 부단히 운동하고 물질대사를 하며, 자극에 대해서도 반응하고, 또 분화·성장·증식을 하는 등 세포의 성질에 따라서 끊임없이 다른 현상을 나타냅니다.

이러한 세포는 우리의 몸을 구성하는 조직에 따라 형태와 기능이 각각 다릅니다.

이런 세포들 중에서 재생의학을 이해하는데 빠져서는 안 될 줄기세포에 대해 알아보기로 하겠습니다.

■ 줄기세포

줄기세포는 신체 내 모든 세포나 조직을 만들어 내는 기본적인 세포를 말합니다.

줄기세포는 아직 분화가 결정되지 않은 미분화 세포로 간세포라고도 하며 근육·뼈·내장·피부 등 각 신체 기관 조직으로 전환될 수 있는 분화능력을 가지고 있습니다.

　이런 줄기세포로는 배아줄기세포(만능줄기세포), 태반 및 제대혈
줄기세포, 양수줄기세포, 전구세포, '유도만능줄기세포'(induced
Pluripotent Stem Cell: iPS) 등이 있습니다.

줄기세포 체계도

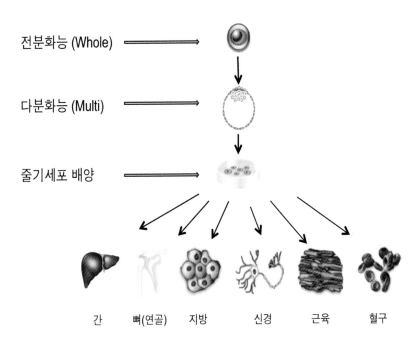

전분화능 (Whole)

다분화능 (Multi)

줄기세포 배양

간　　뼈(연골)　　지방　　신경　　근육　　혈구

■ 배아줄기세포

정자와 난자가 만나 수정된 다음 4~6일이 지나면 배반포 단계의 배아(embryo)가 됩니다. 배아란 수정 후 14일이 안 된 상태로 구체적 장기를 형성하기 이전의 세포덩어리 단계를 말합니다. 이 세포덩어리를 분리해 배양한 것이 바로 배아줄기세포(embryonic tem cell)입니다.

장차 인체를 이루는 모든 세포와 조직으로 분화할 수 있기 때문에 '전능세포' 혹은 '만능세포'로 불리기도 합니다.

1998년 이전까지 과학자들은 줄기세포는 배아가 성장하는 짧은 단계에만 존재하고, 이를 몸에서 격리해서 살아있게 하는 데는 특별한 장치가 필요하기 때문에 격리·배양이 불가능하다고 믿었습니다.

하지만 1998년 11월 6일 존스 홉킨스 대학의 존 기어하트(John Gearhart) 박사와 위스콘신 대학의 제임스 톰슨(James Thompson) 박사는 각각 서로 다른 방법을 써서 인간의 줄기세포를 분리하고 배양하는데 성공했습니다.

이에 따라 과학자들은 배아줄기세포를 이용하여 뇌질환에서 당뇨병, 심장병에 이르기까지 많은 질병을 치료하는데 이용할 수 있을 것으로 기대를 하고 있습니다. 예를 들어 당뇨병을 치료하기 위해 베타세포라는 인슐린 생산 세포를 만들어 내거나, 척추 부상으로 마비된 환자의 기능을 회복시킬 수 있는 신경세포를 길러내는 것이 가능함을 과학자들은 보여주고 있습니다.

하지만 배아는 장차 태아로 자랄 수 있는 엄연한 생명이라는 관점에서 여러 조직이나 장기를 만들기 위해 배아를 이용하는 것은 생명에 어긋난다 하여 많은 국가에서 배아줄기세포의 사용을 엄격하게 규제하고 있습니다.

▪ 태반 및 제대혈 줄기세포

태반유래 줄기세포는 태반전체에서 추출한 줄기세포와 태반의 양막에서 유래한 줄기세포로 나눌 수 있습니다. 또한 제대혈내에 존재하는 줄기세포로는 조혈모줄기세포, 중간엽 줄기세포, 내피 전구세포 등이 있습니다.

제대혈 유래 줄기세포는 1988년 환자의 골수를 대체재로 사용된 것을 시작으로 지속적인 연구가 되고 있습니다. 태반유래 줄기세포는 중배엽, 내배엽, 외배엽 등 모든 배엽 유래 세포로 분화할 수 있는 능력을 가지고 있어 지방, 간세포, 골, 신경으로 분화할 수 있고 조혈모줄기세포는 기본적으로 혈액세포 계통으로만 분화합니다. 따라서 적혈구, 단핵구, 호중구 등의 조혈계 관련 세포로 분화합니다.

34

■ 양수줄기세포(amniotic fluid stem cell)

  양수줄기세포는 비교적 최근에 연구된 줄기세포로 태아의 양수로
부터 분리한 줄기세포이며 사람의 경우 태아의 유전자 검사 등을 위
해 분리한 양수를 활용합니다. 때문에 획득 및 사용에 있어서 배아줄
기세포의 경우와 같은 윤리적 문제를 극복할 수 있고 동물 이식 시험

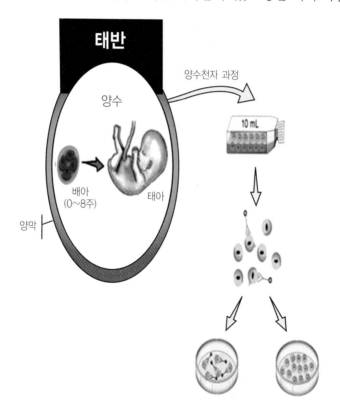

결과 배아줄기세포에서 우려되는 종양이 생성되지 않는 특징을 가지고 있습니다. 또한 세포의 수거 및 분리가 용이하고 배양이 안정적이며 배아세포와 유사한 특성을 가지고 있습니다. 그래서 이식 시 미분화 상태에서는 면역거부반응이 없고 골세포, 근육세포, 지방세포, 내피세포, 간세포, 신경세포 등 여러 종류의 세포로 분화될 수 있어 광범위한 임상적용이 기대되는 줄기세포입니다.

■ 전구세포(progenitor 또는 precursor cell)

줄기세포는 우리 몸의 많은 조직 및 기관에 존재하며 생각하는 것보다 더 다양하게 여러 종류의 세포로 분화하고 있음이 알려지고 있습니다. 성체 줄기세포가 가진 두 가지 특성은 장기간의 자기재생능력과 특별한 모양, 기능을 가진 성숙한 세포로 분화할 수 있다는 것인데 이 세포들은 그들이 완전히 분화하기 전의 상태인 중간 단계의 세포로 존재할 수 있으며 이러한 세포를 전구세포라고 합니다.

이러한 전구세포는 최종 분화세포로 분화가 가능한 부분적으로 분화된 세포이며 특정한 세포로의 분화가 예정된 세포라고 보면 됩니다. 예를 들면 혈관전구세포는 혈관세포가 되도록 준비된 줄기세포이며 근육전구세포는 근육세포로 분화 준비된 줄기세포 입니다.

■ 유도만능줄기세포(iPS : induced pluripotent stem cell)

분화가 이미 끝난 체세포를 분화 이전의 원시세포 단계로 되돌려 줄기세포로 만든 세포를 말합니다.

이 과정을 그림으로 설명하면 다음과 같습니다.

유도만능줄기세포를 만드는 방법

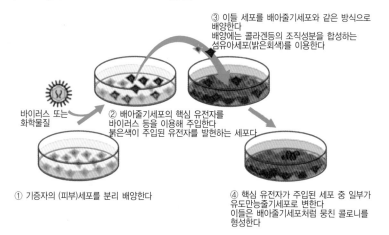

③ 이들 세포를 배아줄기세포와 같은 방식으로 배양한다
배양에는 콜라겐등의 조직성분을 합성하는 섬유아세포(밝은회색)를 이용한다

바이러스 또는 화학물질

② 배아줄기세포의 핵심 유전자를 바이러스 등을 이용해 주입한다
붉은색이 주입된 유전자를 발현하는 세포다

① 기증자의 (피부)세포를 분리 배양한다

④ 핵심 유전자가 주입된 세포 중 일부가 유도만능줄기세포로 변한다
이들은 배아줄기세포처럼 뭉친 콜로니를 형성한다

완전히 자란 체세포에 세포분화 관련 유전자들을 주입해 세포 생성 초기의 만능세포 단계, 즉 배아줄기세포와 같은 세포로 변화시킨 것으로 '역분화줄기세포'라고도 부릅니다.

이 기술은 2007년 11월말 미국 위스콘신메디슨 대학 제임스 톰슨 교수와 일본 교토대 야마나카 신야 교수가 각각 성인의 피부세포로 배아줄기처럼 전능성을 가진 줄기세포(iPS)를 만드는데 성공했습니다. 이 과학적 업적으로 2012년 야마나카 신야 교수는 노벨상을 받았습니다.

이는 환자의 피부세포를 떼어내 배아줄기 세포를 만들어서 그 환자의 질병을 치료한다는 개념으로, 이식거부반응의 우려를 없앤 환자 맞춤형 줄기세포를 만들 수 있다는 점과, 난자나 배아를 이용하지 않아 윤리적 문제도 없앤 기술이라는 점에서 획기적인 기술로 주목 받고 있습니다.

그러나 체세포를 줄기세포로 '역분화' 시키는 유전자 변형과정에서 종양이 발생할 우려가 있지만 이 또한 머지않은 시일 내에 극복되리라 봅니다.

당시 노벨상 위원회는 수상자를 발표하며 '이제 성숙한 세포라 할지라도 그 상태에서 영원히 머물러 있지 않다는 사실을 알게 됐다.' 며 '교과서 역시 이러한 발견으로 다시 써야 하며 새로운 연구 분야로 정립되어야 할 것' 이라고 밝혔습니다. 또 '사람의 세포를 재설계함으로써 과학계는 앞으로 질병 그 자체는 물론 이를 진단·치료하는 방법을 발전시킬 수 있는 새로운 계기가 마련됐다.' 고 평가했습니다.

2) 생체재료

생체재료란 조직을 만들기 위해 세포를 담기 위한 지지체를 말합니다.
몸에서 분해되는 생체흡수성 고분자지지체는 무엇일까요?
이런 고분자지지체가 왜 필요할까요?

고분자지지체는 육안으로 볼 수 없는 세포들을 일정한 형태의 모양
으로 만들기 위해 세포들이 흘러내리거나 뭉쳐지지 않고 골고루 원하
는 모양대로 분포시키고, 세포들이 잘 자랄 수 있도록 영양분들과 세
포활성화 물질들의 이동 통로를 제공하기 위하여 사용 되는 일종의 구
조물입니다.

이해를 돕기에 다소 부족하지만 마치 흙 벽돌을 만들 때 진흙이 흘
러내리거나 모양이 변형되지 않게 지푸라기들을 진흙과 함께 섞어 진
흙들이 지푸라기 사이사이에 배이게 하는 원리와 같은 것입니다.

물론 이런 구조체는 단순히 세포들이 제대로 모양을 유지하기 위해
서만은 안 됩니다.

그럼 이러한 지지체는 그 밖에 어떤 기능이 있어야 될까요?

세포들이 충분히 자리 잡고 세포가 조직으로 성장할 때까지 세포를
부착시키고 또한 각종 영양분들이 쉽게 이동할 수 있는 통로도 필요합

니다. 그리고 세포들이 완벽한 구조체를 이루었을 때는 더 이상 필요
가 없으니 사라져주기 위해선 분해되어 없어져야 한다는 것입니다.

거푸집이 좋아야 건물을 잘 세울 수 있듯이, 인공장기 역시 인공지
지체를 잘 만드는 것이 관건입니다.

이런 세포 지지체를 Scaffold 혹은 거푸집이라고 합니다.

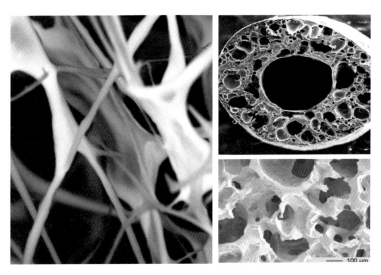

〈각종 지지체의 형상〉
왼쪽 : 피부를 만들기 위한 얼키설키한 비교적 부드러운 지지체
오른쪽 위 : 기관지를 만들기 위한 둥근 형태의 지지체
오른쪽 아래 : 뼈를 만들기 위한 딱딱하고 분해과정이 오래 걸리는 지지체
조직과 장기의 형태와 성질에 따라 지지체도 다르게 만들어야 함

아래 그림에서 보듯이 지지체는 조직의 세포 종류에 따라 다양하게 구성되고 이루어집니다. 이런 세포 지지체(Scaffold)를 만들기 위해 사용되는 생체재료는 세포가 붙고 자라서 조직이나 장기가 될 때까지 지지체의 역할을 담당하게 되니 조직공학에서 매우 중요한 구성요소입니다. 따라서 원하는 조직이나 장기의 재건을 위해 가장 적합한 생체재료의 선택과 개발은 매우 중요합니다.

고분자 나노섬유 세포지지체

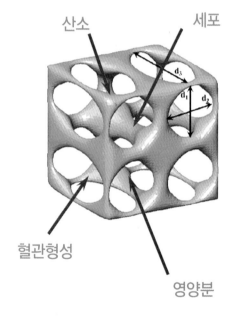

이상적 지지체의 기능

조직공학적 개념으로 보면 지지체(Scaffold)는 생체 재료의 가장 기본적이고 필수조건인 몸 안에서 분해되고 흡수 되어야 하며 안전하고 생체 친화적이며 세포의 부착, 침투, 증식을 유도할 수 있는 표면 성질 및 공간을 형성하고 있어야 합니다.

이러한 지지체들의 분해 방식 또한 물에 의해 가수분해 되거나 효소에 의해 분해 되는 등 여러 가지 메커니즘에 의해 시간이 경과함에 따라 몸에서 흡수됩니다.

바로 이러한 지지체를 이루는 고분자 재료 중 대표적인 것 중 하나는 수술 후 시간이 지나면 스스로 분해되어 사라지는 외과수술용 봉합사 재료인 것입니다.

이러고 보니 지지체(Scaffold)의 과학 속에는 단순히 생물학적 지식과 기술만으로는 해결 될 수가 없다는 것을 알게 되었습니다. 훌륭하고 이상적인 지지체(scaffold)를 만들기 위해서는 다양한 세포들에 대한 깊이 있는 지식과 재료 과학, 의학, 공학 등 여러 분야의 지식과 기술이 융복합 되어야 한다는 것을 알 수 있습니다.

■ 지지체를 만드는 방법들

이제 이러한 지지체(Scaffold)를 만드는 몇 가지 방법들에 대하여 알아보겠습니다. 지지체 내의 기공을 만들기 위한 대표적인 방법인 Salt Leaching 방법을 간략히 소개하겠습니다.

□ 염 추출법(Salt Leaching) 이란?

소금을 이용하여 세포가 들어갈 공간을 만드는 방법입니다. 그 과정을 살펴보면 우선 생체재료를 유기 용매에 녹인 다음 적절한 크기와 양의 소금을 넣어 원하는 형태를 만들어 굳은 후 물에 넣어 녹여내면 소금이 빠져나간 자리에 공간이 남게 되는 방법을 이용하여 구멍이 많은 지지체를 만들 수 있습니다.

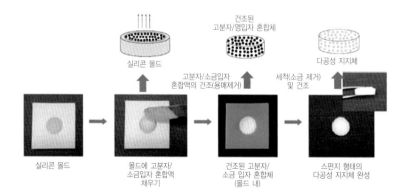

□ 전기방사법(Electro-spinning)이란?

이 기술은 오래된 섬유제조기술이었으나 조직공학에 응용되면서 획기적인 관심을 끌게 된 것입니다.

즉 생체재료를 유기 용매에 녹여 전기방사법을 이용하여 방사하면 매우 가는 실(수천 만 분의 1밀리까지), 즉 나노 크기로 만들어 낼 수 있는 기술입니다.

이 방법을 이용하면 형태나 모양 등을 자유롭게 만들어 낼 수 있어 지지체 제작에 매우 유용한 기술입니다. 실제로 세포를 둘러싸고 있는

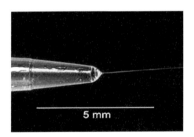

노즐로부터 생체 재료가 방사되는 모습

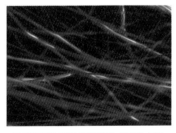

전기방사에 의해 만들어진 실같은 구조

전기방사 나노섬유지지체 기술

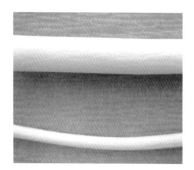 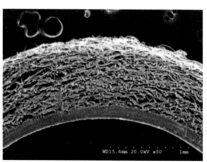

혈관 조직을 만들기 위해 전기방사 기술로 만든 나노 구조의 지지체의 현미경 사진

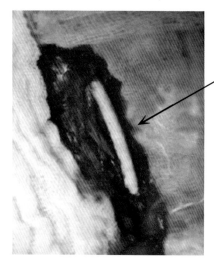

혈관 지지체

조직 공학적으로 만든 혈관을 동물에
이식한 모습

생체 조직 재현을 위한 3차원
초정밀 바이오 인공지지체 기술

세포외기질은 콜라겐이라는 나노섬유 망상구조를 가지는데 전기방사법으로 만든 지지체는 이와 유사하여 조직을 만드는데 유용합니다.

　최근에는 보다 다양한 방법으로 세포지지체에 관한 많은 연구와 결과들이 속속 나오고 있습니다.

　이러한 지지체(scaffold)를 만드는 생체재료의 종류로는 인공적으로 합성한 생분해성 고분자, 천연 생체재료, 인체 및 동물의 장기에서 획득한 재료 등이 있습니다.

　이들은 원래의 장기와 유사하고 거부반응이 적은 장점이 있습니다.

　이 가운데 흥미있는 재료 중 하나는 소장 점막하 조직(Small intestinal submucosa: SIS)으로 이것은 동물의 소장을 취하여 세포를 모두 제거한 물질입니다.

　대부분의 장기는 세포를 모두 제거하고 나면 뼈대가 되는 단백질인 콜라겐이 남게 되는데, 이 속에 미량의 생리활성물질이 남아있어 여러 가지 조직 재생에 필요한 기능을 해주게 되니 인공적으로 만든 합성체재를 이용하거나 천연생체재료로 만든 것보다 향상된 기능을 나타내고 있습니다

사람에게 쓰이는 대표적인 물질

인공합성 생체재료	폴리글리콜릭산 폴리락틱산 폴리카프로락톤
천연생체재료	콜라겐 키토산 알긴산 하일론산 피브린
정상 장기의 지지조직에서 세포와 단백질을 제거하여 얻은 재료	소장 점막하 조직 방광 점막하 조직 근막 혈관 조직 등

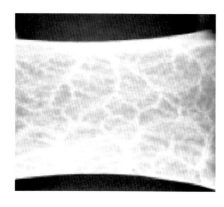

소장 점막하조직
(Small intestinal submucosa: SIS)
소장에서 세포를 모두 제거하고 나면
그림과 같은 재료가 남게 됩니다

□ 탈세포화(Decellularization)로 이루어진 지지체를 이용한 조직 공학

이와 같이 동물이나 사람의 조직이나 장기로부터 세포를 제거하는 것을 탈세포(decellularization)라고 합니다. 다양한 처리 방법을 통해 세포를 제거하고 난 뒤 남겨진 재료를 여러 가지 목적으로 쓰는데 조직공학적인 지지체로 사용할 수가 있습니다.

즉 예전의 세포가 있던 자리에 세포가 빠져나가고 남은 공간에 새로운 세포 즉 만들고자 하는 대상의 세포를 심어서 필요한 조직이나 장기를 만들어내는 것입니다.

예를 들면 간이나 췌장 같은 조직의 지지체를 만들어내기는 기술적으로 매우 어렵습니다. 그 속에는 혈관 및 실핏줄이 지나가는 구조가 많은데 이를 공학적으로 만들어내기가 매우 까다롭기 때문입니다.

그러나 크기가 비슷한 동물이나 다른 사람의 조직이나 장기를 이용하여 그 안에 있는 세포(A)를 모두 제거한 뒤 얻은 구조물은 그 미세구조를 유지하고 필요한 물질을 보유하고 있어 가장 자연과 유사한 지지체가 됩니다(B). 여기에 사람의 세포(C)를 심게 되면 훌륭한 장기가 형성될 수 있다는 것입니다.

48

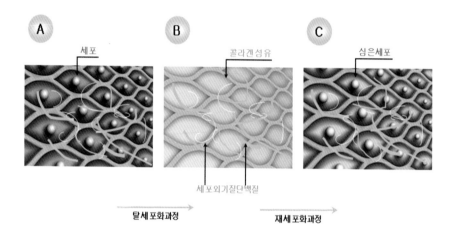

A 세포

B 콜라겐섬유

C 심은세포

세포외기질단백질

탈세포화과정 →

재세포화과정 →

이러한 탈세포 과정을 거친 장기들은 아래와 같습니다.

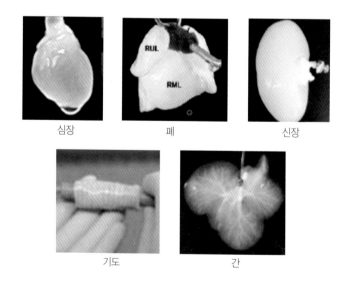

심장   폐   신장

기도   간

3) 세포배양 환경

세포와 생체 지지체를 이용하여 조직을 만들기 위해서는 최적의 환경을 만들어 주어야 합니다. 조직형성에 필요한 영양분을 공급해야 하며 온도 및 습도 그리고 공기의 조성 등 생체와 유사한 환경을 만들어 이상적인 세포 배양과 조직형성에 도움을 주어야 합니다.

이러한 생체활성인자 공급 및 배양시스템에 대하여는 다음 장에서 좀 더 상세하게 설명하도록 하겠습니다.

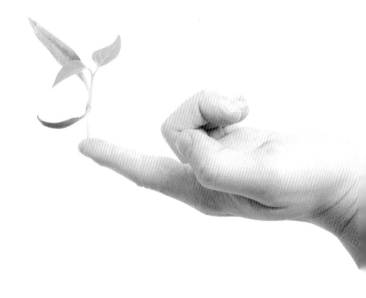

5. 재생의학의 진보를 가능케 하는 기술에는 어떤 것이 있나요?

1) 바이오리엑터(Bioreactor 제조기술)

이상적인 조직 재생 즉 성공적인 세포배양을 위해 빠지지 않는 중요한 요소가 하나 있습니다.

바로 세포배양 시스템입니다.

세포배양 시스템은 온도 및 습도 그리고 공기의 조성이 생체와 유사한 환경을 만들어 세포를 키우는 시스템을 말합니다.

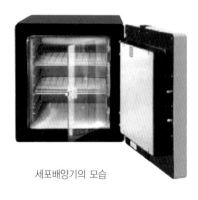

세포배양기의 모습

세포배양

주로 인큐베이터라고 하며, 5% CO_2, 37℃ 등 고정된 환경에서 세포를 키우는 배양 시스템을 사용하지만 최근 공학의 발달로 조직 및 장기 맞춤형의 생체유사환경을 만들어 보다 생체와 유사한 환경을 제공하는 dynamic 세포배양 시스템도 많이 개발되고 있습니다.

다시 말하면, 아무런 물리적 변화가 없는 세포 배양기 내에서 조용히 자란 장기나 조직은 이식되는 환경에 잘 적응해내지 못할 것이라는 인식이 생기게 된 것입니다.

그래서 모든 바이오 인공 장기 제조에 있어서 인공 장기나 조직이 신체에 이식되었을 때 적용되는 물리적인 자극 즉 늘어남과 수축, 외부 압력 등에서도 충분히 제 기능을 해내는 장기나 조직을 만들기 위해서 바이오리액터라는 장치를 만들게 되었습니다.

이 바이오리액터를 이용하여 역동적 배양을 하여 일반장치 배양으로 해결할 수 없었던 인장, 압력, 전단응력 등 물리적, 기계적 자극이 가해지는 새로운 형태의 조직과 장기 배양법이 개발되어 임상에 적용되고 있습니다.

예를 들면 심장판막을 조직공학적으로 재생시킬 때 바이오리액터를 사용합니다. 판막을 지나가는 혈액의 dynamic 조건들을 감안하여 혈류 량과 마찰력, 압력 등의 환경이 생체조건과 유사한 리액터를 구성한 후 그 리엑터 내에서 심장근육을 훈련하고 성장시킴으로써 실제 판막과 유사한 상태로 만듭니다. 이 판막을 이식하였을 때 생체에 거부감 없이 안착되고 정상적인 기능을 할 수 있도록 도와주는 것입니다.

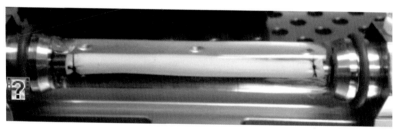

혈관의 재생을 위하여 이완과 수축의 기계적인 자극을 가해주는 dynamic 세포 배양 시스템

바이오리액터 (혈관)

바이오리액터 (근육)

2) 3D Printing 기술

세포 지지체를 이용한 조직 및 장기의 개발에 이어 최근에는 이러한 조직 및 장기를 3차원 프린팅 기술로 생성하고 있습니다. 즉 문서를 프린트하는 2차원적인 인쇄를 반복적으로 프린트하면 3차원적인 구조를 얻을 수 있습니다. 여기에 문자를 인쇄할 수 있는 잉크대신 각종 세포, 생체재료 또는 약물들을 전달하여 조직과 유사한 구조를 프린트하는 기술입니다.

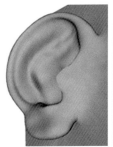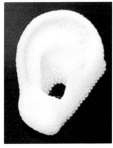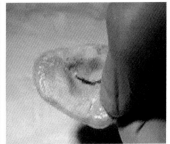

3D Printing 기술을 이용하여 만든 귀

현재 여러 종류의 3차원 프린트들이 개발되었으며 이들 기술로 조직 및 장기 외에 맞춤형 의료 기기들도 직접 프린트하여 환자에게 쓰이고 있습니다. 3차원의 프린트의 개발은 향후 조직 및 장기손상이 있는 환자에게 유용하게 쓰일 것입니다. 만약에 불의의 사고로 환자의 얼굴이 심하게 손상되었다면, CT 또는 MRI 같은 의료 영상을 토대로 손상된 부위를 프린트한 후, 이 조직을 외과적 수술을 통하여 환자의 얼굴을 복원할 수 있게 될 것입니다.

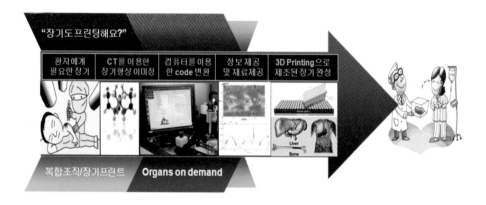

3차원 프린팅 기술은 최근 급속도로 개발되고 있으며, 이 기술은 의료 외에도 건축 등 다른 많은 분야에서 활발히 적용되고 있습니다. 이 기술은 우리의 일상생활을 혁명적으로 바꿀 것이며, 3차원 프린팅의

산업성은 꾸준히 성장하여 2030년에는 수십억 불의 시장을 형성 할
것입니다. 현재 재생의학 및 의료에서의 적용도는 제한적이나 앞으
로 급성장할 전망입니다. 물론 세포를 생체물질과 함께 프린팅하여
환자에게 필요한 조직 및 장기를 직접 생산하여 수술적 이식을 하려
면 기술적 어려움을 해결해야 하지만, 그 시점은 가까운 시간안에 이
룰 수 있을 것입니다.

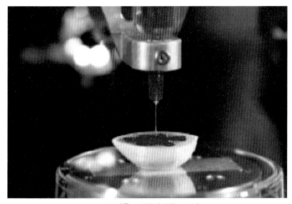

조직을 프린팅 하는 모습

바이오 프린팅기술

3) 세포 캡슐화 기술

세포 캡슐화 기술은 다른 사람의 세포나 동물의 세포를 이식할 때 발생하는 면역 반응을 해결하기 위해 하이드로젤과 같은 생체 재료를 이용하여 세포를 캡슐 안에 넣음으로써 세포를 숙주의 면역체계로부터 보호할 뿐만 아니라 세포끼리 연결시켜주며 생체 환경과 유사한 주변환경을 제공하는 역할을 합니다.

세포를 보호하기 위한 하이드로젤은 주로 바다 해조류인 알지네이트(Alginate)를 많이 씁니다.

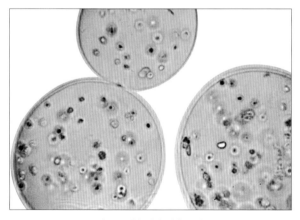

세포를 캡슐안에 넣은 모습

인체가 필요한 활성 물질을 분비하는 세포를 알지네이트 등의 하이
드로젤(hydrogel) 및 특수한 생체 재료로 캡슐화 하는 분야로는 당뇨
병 치료를 위해 인슐린을 분비하는 베타세포를 캡슐화 하는 방법, 통
증을 완화시켜주는 크로마핀 세포를 캡슐화 하는 방법, 남성 호르몬
을 분비하는 레이딕 세포를 캡슐화 하는 방법 등이 있습니다.

캡슐 안에서 세포가 뭉쳐 있으면 세포 생존율이 높아지고 단백질
등을 더 생산하는 경향이 있습니다.
다만 너무 많은 세포가 존재할 경우 영양분과 산소의 소모량 증가
로 괴사를 초래할 수도 있습니다.

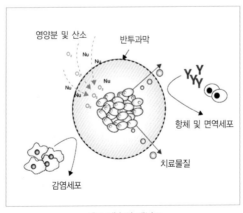

세포 캡슐의 개념도

4) 약물전달 기술

최근 재생의학 분야에서 약물 또는 성장인자를 일정하게 지속적으로 전달 할 수 있는 연구가 활발히 이루어지고 있습니다. 성장인자, 약물 또는 산소방출의 조절 및 방출 시스템에 대해 연구사례를 통해 알아보고자 합니다.

(1) 성장인자 전달

특정 조직의 형성을 위해서는 각각 목적에 맞는 다양한 성장인자가 표적부위에 적절한 농도로 지속적으로 분비되어야 합니다. 일반적으로 조직 손상 부위가 클 경우 체내에서 자연 분비되는 성장인자는 재생효과가 떨어지거나 재생 속도가 느려 외부에서 재조합한 성장인자가 투여됩니다. 하지만 투여 시 체내의 분해 효소나 그 외의 단백질에 의해 빠른 시간 안에 분해되고 성장인자의 활성도가 떨어져서 응용의 제약이 있습니다. 이런 제약점을 극복하기 위해 특정 부위에 다양한 성장인자들이 분비되어 작용할 수 있도록 필요한 인자들을 전달하는 전달시스템(delivery system) 설계가 중요한 요소로 부각되고 있으며 전달 시스템은 크게 두 가지로 나뉘어집니다.

첫째로, 지지체안에 봉입하거나 고정화하여 성장인자의 생리활성

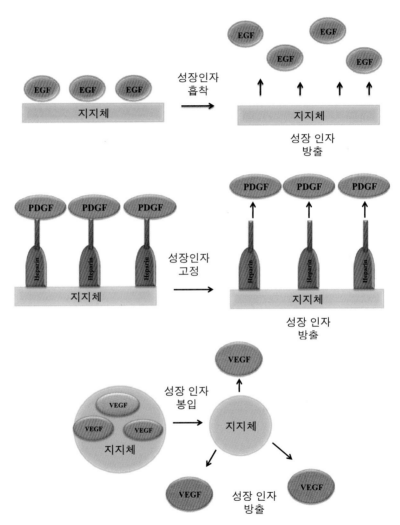

조직재생을 위해 지지체에 성장인자를 고정하여 전달 하는 방법

을 유지 시켜주며 장기간 서서히 방출되는 서방형 전달시스템(sustained delivery system)과 둘째로, 방출 거동을 제어할 수 있는 방출조절 시스템(controlled release system)이 있습니다.

성장인자를 전달하는 가장 안전하고 단순한 방법으로는 지지체에 성장인자 수용액을 침지시켜 방출 시키는 흡착법이 있으며 대표적인 예로 미용으로 쓰이고 있는 마스크팩에 상피세포성장인자(EGF, epidermal growth factor)를 침지 시키는 방법입니다. 이렇게 함으로써 표피세포의 분열, 증식, 진피 재생속도 조절 등 피부 재생 전 과정에 관여하여 노화 방지와 잔주름 제거, 피부탄력, 상처 회복에 효과가 큰 것으로 나타났습니다.

또 한 예로 혈소판유래성장인자(PDGF, platelet derived growth factors)를 헤파린과 이온결합을 통해 고정시킨 후 PDGF의 방출을 유도하는 방법이 있습니다. 이를 통해 상처치유제로서의 성능을 검토한 결과 단순히 침지시킨 방법에 비해 고정시킨 후의 성장인자의 방출이 안정적임이 확인 되었습니다.

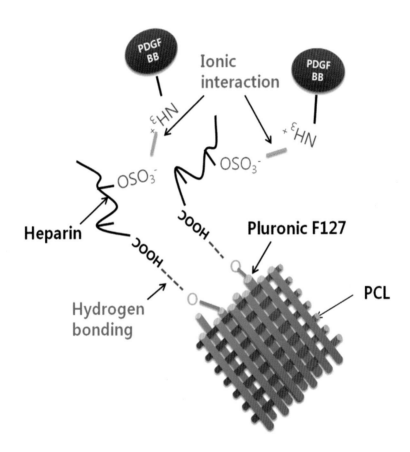

생분해성 다공성 지지체에 헤파린 고정화 한 후 PDGF의 전달 메커니즘

또한 성장인자를 지지체의 3차원 구조물 내부로 봉입시키는 것인데 용매 유화 증발법을 통해 다공성 지지체나 미립구에 혈관내피성장인자(VEGF, vascular endothelial growth factor)를 봉입하여 성장인자의 서방형 방출을 실현시켜 혈관내피세포의 증식과 생체내에서의 신생혈관을 형성시키는 효과를 낳을 수 있습니다.

혈관성장인자를 이용한 신생혈관 생성촉진 결과

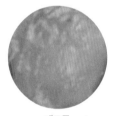 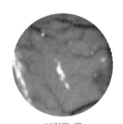 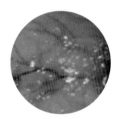

대조군   미립구 군   미립구와 성장인자 (VEGF)군

(2) 산소방출 시스템

산소는 인간의 몸에 있는 각각의 세포 기능이 정상적으로 유지되기 위해 필수적입니다. 산소량이 감소되면 조직의 세포내 에너지 대사가 제한되고 일정시간 산소가 공급되지 않을 경우 장기 및 조직의 기능을 잃게 됩니다. 조직재생 과정에 있어 새롭게 형성되는 조직 또는 혈관 내에서는 산소의 확산 속도가 느려지고 산소의 발생이 저해 됩니다. 이에 조직재생을 위한 산소 공급의 중요성이 대두되며 조직에 산소를 공급하기 위한 연구가 진행 되고 있으며, 대표적인 방법이 고압산소치료(hyperbaric oxygen therapy, HBO)입니다. 고압 산소 치료는 특수 장비가 필요하고 불편하며 번거로워 적용에 제한이 있습니다.

이런 단점을 극복하고자 산소를 방출시키는 개발 시스템에 대한 연구가 활발하게 진행되고 있습니다. 한 예로 과산화 수소를 포함하는 마이크로 입자를 용매 유화 증발법을 통해 제조하였습니다 일반적으로 과산화 수소는 물과 산소로만 분해되어 부산물이 생성되지 않는 장점이 있으며 그 농도가 30% 이상인 고농도에서는 세포 독성이 발생하여 암세포를 죽이는 용도로 이용 되지만, 반대로 저 농도에서는 세포독성은 적고 박테리아만 죽이는 기능을 하며 손상된 조직이나 장기에 충분한 산소 공급으로 혈관 신생화를 촉진시키는 연구결과를 낳고 있습니다.

64

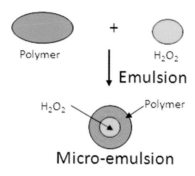

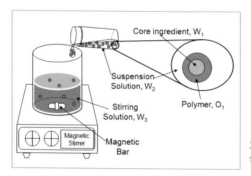

과산화 수소를 함유하는
산소방출시스템 제조

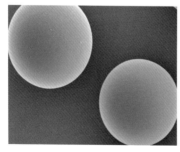

전자현미경 사진 (x 1000)

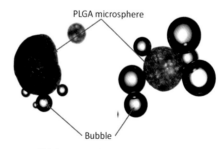

과산화 수소를 함유하는 미립구로부터
발생되는 산소 확인 사진

　세포에 산소방출 미립구를 24시간동안 배양시킨 후 현미경으로 관찰하면 산소방출 미립구주변에서 세포의 증식이 활발히 이루어짐을 볼 수 있습니다.

　이와 같은 산소 전달 시스템은 일정하게 지속적으로 산소 전달을 제공함으로써 세포 환경을 개선시키고 신생혈관재생을 유도할 뿐 아니라 상처 회복, 소독효과 등 전반적인 재생의학에 응용될 수 있습니다.

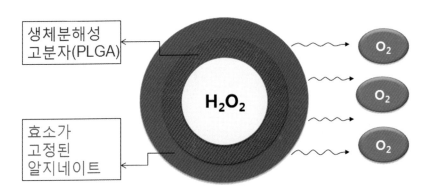

산소를 방출하는 미립구 모형도

5) 유전자 치환기술

조직공학은 조직의 기능회복과 유지를 위한 대체품 개발을 목표로 하고 있으며 피부 재생으로 시작해 점점 다양한 조직과 기관으로 확대되고 있습니다. 줄기세포는 다양한 특이세포로 분화가 가능한 전구세포이며, 원하는 조직이나 기관을 발생시켜 재생을 하는데 목표를 두고 있습니다. 그러나 줄기세포를 분화시킨 후 치료에 적용하기 위해서는 세포를 분화시킬 수 있는 성장인자가 필요하나 이 성장인자들은 활성시간이 길지 않고 상대적으로 비싼 비용 때문에 그 적용이 제한적이 될 수밖에 없습니다.

유전자 치료 분야는 최근 분자 세포생물학의 급격한 발전으로 많은 성공 사례가 발표되고 있습니다. 유전자 치료는 줄기세포 치료에 비해 지속력이 길고 안정적이며 좀 더 효율적인 조직 재생을 유도할 수 있습니다. 줄기세포에 특정 유전자 전달을 통해 원하는 세포로 분화를 유도하는 방법은 매우 효과적입니다. 유전자 치료의 초기 연구는 바이러스 운반체를 사용하는 것에 비중을 두었으나 이러한 바이러스들이 DNA와 RNA를 세포주에 전달하는데 높은 효율을 나타내는 반면 독성, 면역원성, 대량 생산 등의 한계들로 인하여 비바이러스 벡터의 연구의 필요성이 점차 대두되고 있습니다.

즉 비바이러스 벡터의 장점으로는 제한된 환경에서 필요한 유전자

발현과 최소한의 독성으로 필요 유전자를 전달할 수 있다는 것, 세포
특이적 리간드를 이용한 표적 기술을 통해서 조직 특이성을 부여할
수 있다는 것입니다.

또한 비바이러스 벡터는 지속적인 유전자 발현이 가능한데, 사실
질병치료에서는 치료에 관여하는 유전자가 영구적으로 발현되는 것
보다는 치료 목적을 달성한 후 소멸되는 것이 안전하며 인체부작용
을 최소화 할 수 있기 때문에 질병의 유형에 따라 적당한 유전자 발현

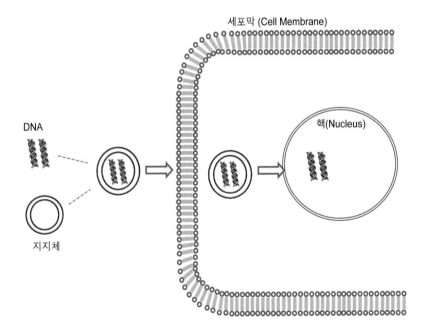

패턴을 선정해야 할 것으로 보입니다.

　유전자 치료에 있어서 충족되어야 하는 세 가지 조건이 있습니다. 첫째, 세포질에서 핵산분해효소에 의한 분해로부터 이식 유전자를 보호해야 하며 둘째, 세포막을 통과하여 목표한 세포의 핵 안으로 이식 유전자를 전달해야 하며 셋째, 부작용이 없어야 합니다.

　성공적인 유전자 치료는 효율적인 전달체계의 발전에 의해 성패가 갈리게 됩니다. 바이러스 벡터에 비해 현저히 낮은 비바이러스 벡터의 유전자 전달을 극복한다면 안전하면서도 치료효과를 달성 할 수 있으리라 기대됩니다.

　최근 재생의학 분야에서는 지지체를 이용한 유전자 치료가 유전자 발현을 공간적, 시간적으로 조절할 수 있다는 장점을 가지고 가까운 장래에 더 다양한 응용분야에서 활용될 것으로 기대합니다. 유전자 치환기술과 지지체와의 관련성을 살펴보면 지지체(scaffold)는 세포 주변의 미세환경을 조절하는 수단을 제공하는 중추적인 역할을 하며 조직이 형성될 수 있는 공간을 제공하고 화학적, 생물학적, 물리적 신호를 부여하는 세포부착 기질을 제공하는 역할을 합니다. 또한 지지체는 조직형성을 촉진하는 인자들의 유효 농도를 유지할 수 있는 방출제어 공간으로서의 역할을 해왔습니다. 따라서 조직을 형성할 전구세포의 다양한 신호들의 적절한 조합들을 시간과 공간을 조절하면서 전달하는 것이 조직공학의 가장 큰 숙제라고 할 수 있습니다. 지지체로 부터의 유전자 전달은 국부적인 유전자 발현을 실현할 수 있으며 이를 통하여 주사 등의 전통적인 전달시스템에 비해 형상된 유전자 전달을 달성할 수 있습니다. 지지체에 담지된 유전자로부터 직접 전달하는 방법을 통해 이식 부위 주위에 유전자 발현이 일어나게 할 수 있습니다. 면역반응으로부터 유전자를 보호하거나 혈청 핵산분해효소나 단백질 분해효소에 의한 분해를 억제함으로써 일반적인 투여에 의해서 겪게 되는 다양한 세포외 장벽들에 의한 유전자 발현 저해를 최소화 할 수 있습니다. 지지체로부터 지속적인 벡터의 방출을 통해 제거되거나 분해되는 벡터를 계속 보충할 수 있고 생체재료와 벡터의 상호작용은 벡터를 지지체 표면에 유지되게 하여 혈류에 의한 제거를 막을 수 있습니다. 생체내 유전자 치료의 조직 공학적인 응용 예를 보면 체내에서 목표 조직의 세포를 얻어 체외에서 세포에 유전자를 투입하고, 이것을 선택적으로 증폭하여 유전자가 투입된 세포를 다시 체내에 전달하여 질병을 치료하는 방법이 있습니다. 이때 유전자가 투입된 세포를 다시 생체에 투여하기가 쉽지 않아 유전자가 이미 투입된 세포로 만든 조직이나 장기를 환자에게 이식하면 기존의 방법보다 우수한 효과를 내기 때문에 생체내의 유전자 치료를 중심으로 한 조직 공학의 임상응용이 급속도로 발전하고 있는 실정입니다.

6) 세포추적 영상기술

최근에는 재생의학 기술이 발달함에 따라 줄기세포를 이용한 세포치료제가 많이 개발되어 사용되고 있습니다. 이러한 줄기세포를 이용한 질병치료에 있어서 이식한 줄기세포가 원하는 손상부위로 전달되는지, 다른 곳으로 움직여 가는지, 그곳에서 얼마나 머무는지, 나아가 그곳에서 원하는 조직으로 분화되고 조직으로 만들어 지는지 등을 평가하는 것이 매우 중요합니다.

이러한 질문에 대하여 최신의 발달된 의료영상기술이 해답을 줄 수 있습니다. 의료영상기술은 해부학적, 기능학적 정보를 영상화하여 이를 바탕으로 각종 질병들의 진단에 이용되는 도구입니다. 과거 수십 년 동안 발전된 의료영상기술을 세포 추적 기술에 접목함으로써 체내에 주입한 세포의 행태를 파악할 수 있게 되었습니다.

체내에 넣어준 세포의 움직임을 효과적으로 추적하기 위한 몇 가지 방법을 소개하면 아래와 같습니다.

(1) 광학영상 : 발광(bioluminescence)과 형광(fluorescence)을 이용하여 가시광선에서 근적외선까지의 파장의 빛을 이용하여 영상을 얻

는 방법입니다. 그러나 소동물 이상의 큰 개체에서 영상을 하기는 어려워 실제 환자에 임상적으로 이용하기보다는 소동물을 이용한 광학영상을 연구의 시발점으로 삼으면 좋을 것입니다.

(2) MRI(Magnetic resonance imaging, 자기공명영상) : 자기장을 발생하는 커다란 자석통 속에 인체를 들어가게 한 후 고주파를 발생시켜 신체부위에 있는 수소원자핵을 공명시켜 각 조직에서 나오는 신호의 차이를 측정하여 컴퓨터를 통해 재구성하여 영상화한 기술입니다.

이 방법은 주입한 원래 세포만 관찰할 수 있으며 이들 세포의 작용이나 증식 및 분화 등은 파악하기 어려운 단점이 있습니다.

(3) 핵의학 영상 : 줄기 세포는 생체 내에 주입하면 대부분의 세포가 전신에 흩어져 특히 폐, 간, 비장 등에 모이는 특성이 있어 표적 장기에 얼마 모이지 않을 수 있습니다. 따라서 예민도가 높은 검출방법을 이용하여야 분석이 가능한데, 이 방법은 예민도가 우수하고, 줄기세포에 추적자를 붙이는 방법에 따라 직접 추적자를 표지하는 방법과 리포터 유전자를 이용하는 방법으로 나눌 수 있습니다.

이 같은 의료영상기술은 종래에 세포를 추적하기 위해 많은 수의 동물을 희생하여 줄기세포 이식부위 및 주요 장기를 생검하던 방법을 대치할 수 있게 되었습니다. 즉 이식한 줄기세포를 실시간 추적할 수 있는 기술로서, 줄기세포를 이식 전에 조영제로 표지하면 이식 후 동물이 살아 있는 상태로 줄기세포의 위치를 알 수 있습니다. 이러한 연구들을 통해 생체 내에서의 세포나 분자 수준의 변화, 세포내 구성 성분들의 상호작용 및 이동, 생체 내에서 일어나는 분자 및 세포학적 현상들을 광학적인 영상을 통해서 지속적으로 관찰이 가능하게 되었습니다.

광학 영상장비, 자기공명영상, 핵의학 영상

줄기세포   추적자 표지   표지된 줄기세포의 이식   영상 기술을 이용한 추적 관찰

이처럼 생체를 고해상도로 살아있는 상태에서 분자수준의 구조적인 변화와 함께 기능적인 관찰을 할 수 있는 분자영상 및 이를 이용한 세포 추적 영상 연구의 개발과 적용은 미래 의료기술의 핵심적인 분야로 인식되고 있습니다.

현재 미국이나 유럽 선진국을 중심으로 나노조영제, 근적외선 형광 물질, 분자영상장비 및 영상기술개발에 관한 연구가 활발히 진행되고 있습니다. 우리나라에서도 이미 차세대 성장 동력으로서 투자 중인 세포치료제 개발에 분자영상 및 이를 이용한 세포 추적 영상연구를 더욱 활발히 할 경우, 세포치료제의 치료 기전 뿐만 아니라 치료 효과와 치료 후의 상태를 계속적으로 검증할 수 있게 됩니다. 새로운 세포치료제의 개발과 재생의학, 그리고 조직공학의 세포치료제 활용에 핵심적인 분야로 자리잡을 것으로 기대됩니다.

6. 재생의학 연구개발 사례

이렇게 '조직공학' 이라는 새로운 학문이 탄생한 지도 벌써 25년이 지났습니다. 그 어떤 학문보다 이 새로운 학문은 2000년대 초부터 세계적으로 활발해지기 시작한 줄기세포 연구 및 조직 공학 연구에 대한 관심이 높아지면서 놀랄 만큼 빠르게 발전하여 왔으며, 이제 그 개념이 확대되어 '재생의학' 이라는 새로운 학문으로 발전하게 되었습니다.

이렇게 놀라운 재생의학은 조직공학을 기반으로 줄기세포를 이용한 세포 치료, 유전자 치료, 이식 의학 등을 포함하는 첨단 의학의 한 분야로 기존의 치료 방법으로는 해결할 수 없는 난치병 치료의 해결 방안을 제시해줄 것입니다.

재생의학에서 매우 중요한 분야인 줄기세포 분야는 우리나라에서도 세계적으로 훌륭한 연구자들이 많이 배출되고 있어 세계적으로 선두 그룹의 대열에 있습니다.

재생의학은 모든 질병 치료에 새로운 패러다임을 제시하고 있습니다.

이와 같이 재생의학은 세포와 재료로 구성된 지지체를 이용한 조직공학의 개념에서 한층 더 나아가 세포 자체가 갖는 치료제로서의 역할 등을 구현해가면서 새로운 의료 시스템의 체계를 세우는데 기여하고 있습니다.

앞서 설명해드렸듯이 우리 몸은 세포로 이루어졌으며 세포가 모여서 조직을 이루고 있습니다. 조직 단계에서 세포들은 개체 전체를 위해 정해진 기능을 할 수 있습니다. 이는 거꾸로 말하면 특정한 일을 하는 조직은 특정 세포들의 모임이라는 뜻입니다.

1) 세포치료

세포치료는 세포를 이용하여 치유하는 방법 중 하나로 세포를 약으로 보는 접근입니다. 즉 인간의 세포 혹은 다른 종의 세포를 화학물질인 의약품처럼 치료제로 사용하는 것으로, 결함이 있는 세포를 치환하거나(replace) 재생시켜주기 위해 약물이 아니라 세포를 주사하는 치료법인 것입니다.

예를 들면, 환자로부터 분리한 세포를 원하는 특정 성질을 갖도록 조작 및 배양하여 그 환자에게 다시 주입하는 치료 방법으로 불특정 다수를 대상으로 대량 생산되는 일반 의약품과 비교하여 '맞춤형 의약품' 이라고 할 수 있습니다.

■ 세포 치료제

세포 치료제는 사용하는 세포의 종류 및 분화 정도에 따라 자가,

동종, 이종 세포 치료제 그리고 체세포 치료제와 줄기세포 치료제로
구분할 수 있습니다.

· 자가(Autologous) 세포 치료

  - 환자 자신의 조직 또는 세포를 이용하는 방법

· 동종(Allogenic) 세포 치료

  - 타인에게서 분리된 조직 또는 세포를 이용하는 치료 방법

  - 면역 거부반응의 가능성이 있음

· 이종(Xenogenic) 세포 치료

  - 다른 종으로부터 분리된 조직 또는 세포를 이용

  - 바이러스 등의 감염이나 면역 거부반응의 가능성이 있음

· 세포주 유래 세포 치료

  - 유전자 조작을 통해 불멸화된 세포주를 이용

  - 면역 거부 반응과 종양 발생 가능성이 있음

■ 세포 치료의 응용 사례

현재 세포 치료 기술은 미국, 영국, 일본, 호주 등 선진국들 간 특정
세포분화 유도기술에 대한 기술 경쟁이 치열한 상황에서, 특히 시장
규모가 큰 난치성 질환 치료를 위한 신경세포, 심혈관세포, 간(Liver)
세포, 췌장세포의 분화유도 기술에 집중되고 있습니다.

당뇨병

현재의 당뇨병 환자의 치료방법으로는 주기적으로 인슐린 주사를 체내에 투여하여 대사 기능을 조절하는 수밖에 없습니다. 그러나 정상적인 당뇨병 환자에 췌장세포와 랑게르한스섬 세포를 이식하면 인슐린 투여와 유사한 효과가 나타나 손상된 세포가 정상적으로 복원돼 병이 치료되거나 조직과 장기가 재생되는 효과를 볼 수 있습니다.

파킨슨 병

신경세포의 손실로 초래된 신경계 질환과 도파민생성세포가 죽은 이상 운동장애 질환의 하나로 중추신경계가 퇴화하면서 도파민이라는 신경 전달물질을 분비하는 특정 신경세포들이 죽어감으로써 생기는 병입니다. 약물이나 물리치료를 병행하면 완치는 아니더라도 사회생활이 가능하나 중추신경계에 줄기세포를 이식함으로써 증상이 호전된 실험 결과가 나오고 있습니다.

통증 치료

통증제어 물질인 카테콜라민 등을 분비하는 크로마핀 세포를 이식하여 만성, 암성 통증을 치료하는 효과를 보이고 있습니다.

심장 혈관 질환

심근 회복을 위한 심근 재생 및 혈관 신생 등 심혈관계 질환에 대한 줄기세포의 임상 적용이 활발히 진행되고 있습니다.

심장질환에 대한 세포치료 가능성

아래 표는 인체의 장기 관련 질병들에 대한 연구 분야입니다.

장기	병변 또는 질환	재생의학적 접근법
신경계	파킨슨씨병, 헌팅톤씨병, 통증 중추 신경 손상 말초 신경 손상	뇌세포 이식, 크로마핀 세포 이식 슈반씨 세포 이식, 신경 영양인자 투여 신경유도관, 슈반세포이식
심혈관계	동맥경화, 혈관 손상 심장판막 질환 심근경색증	인공생체 혈관 인공생체 판막 골격근모 세포 이식

장기	병변 또는 질환	재생의학적 접근법
혈액	재생불량성 빈혈	골수 조혈모 세포 이식
간	간경화증, 대사성 간질환	인공생체 간
감각 기관	각막 손상 망막 변성증 소음성 난청	인공생체 각막 망막세포, 망막상피세포 이식 청각세포 이식
비뇨 생식 기계	신부전증 방광, 요로결손 남성불임, 선천성 고환결핍증 방광요관 역류	인공생체 신장 인공생체 방광 및 요로 정자모세포, 고환세포 이식 내시경적 세포 충전 제요법
소화기	짧은 창자 증후근	인공생체 장
근골계	두개골, 뇌막결손 관절 및 인대 손상 수지 절단 기관지 손상 및 결핍증	인공생체 두개골, 뇌막 인공생체 연골, 인대 인공생체 수지 인공생체 기관지
내분 비계	당뇨병 뇌하수체 부전증 부갑상선 기능 저하증	췌도 이식 뇌하수체 세포이식 부갑상선 세포이식
피부	광범위 화상, 당뇨성 피부 궤양 미용 성형	인공생체 피부 연골 및 지방 조직 이식
치아	치아 결손, 치주조직 결손	인공생체 치아 및 치주 조직

2) 조직공학

조직공학적 방법으로 장기를 재생시키는 예를 보여드리겠습니다.

인간의 죽은 장기를 소생시킨다는 것이 가능할까?

아마 어렸을 적에 읽었던 200년 전 영국 작가 메리 셸리의 소설 〈빅터 프랑켄슈타인〉에 나오는 빅터 박사처럼 죽은 자들의 장기를 모아 만든 괴물 프랑켄슈타인을 읽으며 상상한 것은 아닐까요?

인류의 역사를 돌아보면 위대한 발견과 발명은 상상과 무모한 듯한 도전이 이끌어왔듯이 말입니다.

사례

미래의 치료 기술을 연구하고 있는 매사추세츠 종합병원 외과의 해럴드 오트는 어느 날 흥미 있는 실험을 하게 됩니다.

죽은 지 얼마 안 되는 쥐의 심장을 꺼내 재생을 해보려고 시도합니다.

사람의 심장과 해부학적 구조가 비슷한 쥐의 심장을 모델로 말입니다.

이런 쥐의 심장을 통한 실험의 성패는 사람의 심장 질환 연구에 큰 영향을 미치게 되기 때문입니다.

이제 실험이 시작됩니다.

우선 죽은 쥐의 심장을 추출해 세포 제거기에 넣어 세포를 모두 씻어내고 심장의 세포지지체(scaffold)만 남깁니다.

장기를 이식 받은 환자가 세포에 거부 반응을 일으킬 수 있기 때문에 살아있는 세포는 없애는 것입니다.

– 재생의학은 장기의 기능을 소생시킬 수 있습니다.

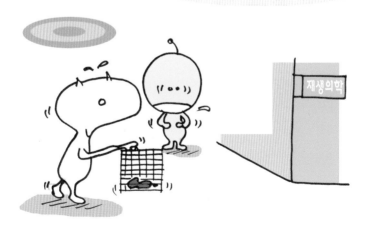

　다음 단계는 이식 받을 대상에서 분리한 세포를 스캐폴드에 주입합니다.

　이렇게 주입한 살아있는 세포가 심장근육이 되길 기대하며 심장을 생물 반응기에 넣어 성장 환경을 맞춰줍니다.

　나흘 후, 살아있는 세포들이 죽은 쥐의 심장에 완전히 자리를 잡았습니다. 그리고 이렇게 만들어진 심장에게 전기적인 충격을 줍니다.

　과연 심장이 뛰게 될까요?

　심장이 뛰기 시작했습니다.

　놀랍지 않습니까?

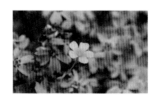

사례

　2013년 스웨덴의 카롤린스카연구소는 병실에만 있던 두 살된 아기에게 생후 처음 바깥 공기를 쐬게 할 수 있었습니다. 태어날 때부터 기관지가 없어 중환자실에만 머물던 아이에게 맞춤형 인공 기관지를 만들고 여기에 줄기세포를 키워 이식했기 때문입니다.

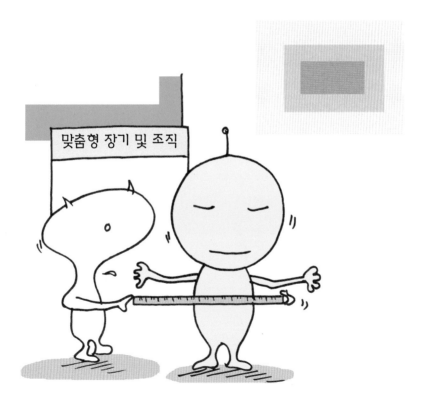

따라서 최고의 방법 중 하나는 골격을 실험실에서 새로 만드는 것이 아니라 인체의 것을 그대로 사용하는 것입니다. 즉, 사람의 신장을 사체에서 구해 여기에 있는 세포를 모두 제거한 다음 '핵심골격'만 남은 신장에 적합한 줄기세포를 심어 이 세포들이 신장세포가 되도록 키우는 것입니다. 생체로만 이루어진 이 장기는 완벽하게 기능을 발휘하게 됩니다. 골격은 원래 장기의 것을 그대로 사용하고 기관지는 원통형 골격의 겉에만 세포가 달라붙은 비교적 단순한 구조이지만 대부분의 장기는 훨씬 더 복잡한 내골격을 갖고 있습니다.

사례

실제로 제품화된 사례의 대표적인 것으로는 피부가 있습니다.

현재 많은 의료기관, 바이오 관련 업체들이 조직공학 제품을 개발 중에 있으며 상업화에 진입하고 있습니다. 역사적으로 처음 만들어진 제품은 피부이며 그 중 우리나라의 벤처회사인 테고사이언스의 피부제품을 소개하면 다음과 같습니다.

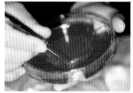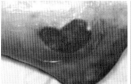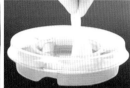

조직공학적 방법으로 만든 피부를 환자의 환부에 도포하는 모습

포장 외형   시트 형태의 홀로덤   홀로덤 적용 모습

한국 (주) 테고사이언스에서 만든 피부 제품

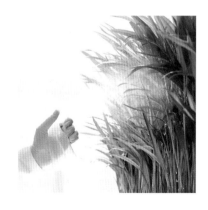

3) 세포를 유도하는 스마트한 생체재료를 이용한 조직재생

조직재생을 위해 세포를 사용하지 않고 스마트한 생체재료를 이용하여 몸 안에 있는 세포를 유도하여 끌어들임으로써 손상된 부분을 고치고 재생시키는 경우도 있습니다.

몇 가지 사례를 보여드리겠습니다. 이처럼 이제 생체재료는 단순히 지지체로서가 아니라 체내에서 세포를 활성화시키는 기능적, 치료적 물질로 역할을 하는 것입니다.

사례

세포외 기질을 통한 재생

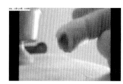
잘려버린 손가락

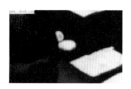
스마트한 재생능력을 가진 생체재료

줄기세포분말을 이용한 손가락재생

미국 피츠버그 대학의 바딜락(Stephen Badylak) 박사는 돼지의 장을 이용하여 재생 능력을 가진 재료를 개발하였습니다. 은퇴한 사업가

리 스피백(Lee Spievack)은 사고로 인해 손가락 끝부분이 잘려나가게 됩니다. 이런 리에게 행운이 찾아옵니다. 외과의사인 리의 동생 앨런 (Alan Spievack)이 조직을 재생해준다고 믿었던 분말을 실험해 볼 기회가 된 것이었습니다. 리는 앨런으로부터 분말이 들어 있는 약병을 받았습니다. 그는 손가락 상처가 다 덮일 때까지 분말을 뿌립니다.

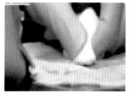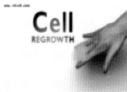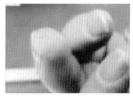

열흘 후에 분말이 떨어졌는데 4주 후에는 손가락과 손톱이 정상으로 돌아오게 됩니다.

리가 상처에 뿌렸던 분말은 무엇이었을까요? 바로 돼지의 장을 분쇄한 것입니다. 돼지 장에서 세포를 제거하고 가공한 분말입니다. 리의 동생 앨런은 스티븐 바딜락 박사와 함께 이 분말을 제조했습니다. 바딜락 박사는 돼지 장의 기질에 남아있는 재생력을 우연히 발견하여 조직재생에 활용할 수 있도록 가공하였습니다.

그는 개의 대동맥을 교체해야 했고, 바딜락 박사는 개 내장의 일부를 사용하기로 합니다. 대동맥과 직경이 비슷한 관이었습니다. 장 조직은 6일마다 재생을 반복하는데, 이 재생력이 치료 기간을 단축시키는 열쇠가 되었습니다.

수술은 성공적이었고, 8주 후 바딜락 박사가 경과를 확인했는데, 장의 조직은 완전한 대동맥으로 재생돼 있었습니다. 그는 그때 개의 장조직에 재생 물질이 있다는 것을 깨닫게 됩니다.

개의 장에 있었던 재생 물질은 바로 세포를 결속시켜주는 세포외기질이었습니다. 이 세포외기질이 새로운 조직을 만들어냈고, 리가 손가락에 뿌렸던 돼지 방광 분말도 순수한 세포외기질이었습니다.

물론 임상에서 실제 활용할 수 있는 수준으로 발전하는 데는 아직 갈 길이 멀기는 하지만 아무튼 이런 식으로 인간유도만능줄기세포가 스스로 뛰는 미니 심장을 만들었다는 것 자체로도 놀라운 일입니다.

이 실험을 보면서 오늘날 행해지고 있는 치료법들이 먼 훗날에는 어떻게 바뀔까요? 영화 〈스타트렉〉에 나오는 것처럼 신체를 스캔하여 잘못된 부분을 찾아 그 자리에서 바로 치유해주는 모습일까요?

아니면 최근에 화두가 되고 있는 3D 입체 프린터를 이용해 귀와 눈 등을 프린터 하는 시대가 올까요?

뇌와 직접적으로 연결되어 불편함을 못 느끼며 엄청난 능력을 발휘하는 독수리의 눈을 닮은 눈과 괴력을 휘두르는 곰의 앞다리 같은 인간의 팔을 만들어 낼 수 있지 않을까요?

사례

피부는 인체의 외부를 감싸고 있는 기관입니다. 심한 화상을 입으면 광범위한 부위를 신속하게 치료해야 합니다. 현재의 의술로는 몇 주 혹은 몇 달이 걸리기도 합니다. 피부가 회복되는 동안 감염으로 목숨을 잃기도 합니다. 하지만, 건강한 피부 조직이 있다면 짧은 시간 안에 회복될 수도 있습니다. 그것이 화상 치료의 열쇠입니다.

피츠버그 McGowan 재생의학연구소의 요르그 겔라흐(Joerg Gerlach)가 제시하는 방법은 피부 세포 분무기입니다. 상처에 피부 세포를 도포하는 장비입니다. 페인트 분무기와 같은 원리지만 컴퓨터 제어로 훨씬 정교하게 움직입니다. 환자의 몸에서 건강한 피부 세포를 추출한 다음 그것을 용액에 섞어 환부에 뿌려줍니다. 분무기는 아직 실험 단계에 있지만 이미 십여 명이 넘는 환자들이 완치됐습니다.

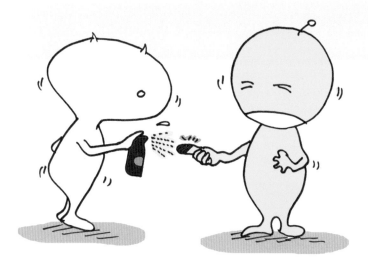

- 상처난 조직을 재생하기 위해 환자의 몸에서
건강한 피부세포를 추출해 피부 세포 분무기로
상처에 뿌려줍니다.

　이것 또한 실제 일어난 일로 캠프파이어 도중 불길을 살리려 동료
가 뿌린 휘발유로 인해 신체의 상당한 부위에 화상을 입은 환자의 화
상 부위가 피부 세포 분부기를 이용해 완치되었습니다.

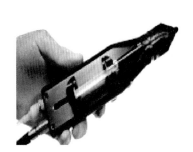
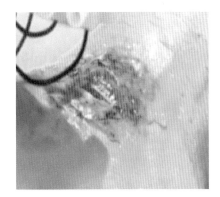

피부줄기세포 분무기

7. 재생의학 연구의 실용화에 도전이 되는 것들은 어떤 것이 있을까요?

1) 과학기술적 도전

과학기술의 발전이 눈부시게 이루어졌지만 여전히 재생의학연구가 실용화되어 환자에게 가기까지 많은 과학기술분야의 도전이 남아 있습니다. 이 가운데 주요한 몇 가지를 소개하면 다음과 같습니다.

(1) 면역체계

주로 세포를 이용한 재생의학적 치료를 수행하는데 있어 반드시 고려되어야 할 주요한 도전은 이식되는 세포에 대한 면역계의 반응입니다. 따라서 무엇보다 자신의 세포가 아닌 타인의 세포를 사용할 경우 줄기세포를 포함한 세포 특유의 특성들 가운데 세포이식에 관련된 부분, 특히 줄기세포가 과연 면역반응을 일으키는지 여부에 관한 연구가 집중적으로 이루어지고 있습니다.

줄기세포는 이론적으로는 조직특유의 면역인자가 발현되기 전의 세포이므로 면역반응이 없다는 논리나 실제로 시험관에서 배양한 줄기세포도 이식 후에 면역반응이 없는지에 대한 이론적 확립이 아직 없는 상태이며 성체줄기세포의 면역성에 관해서는 더욱 그러합니다.

줄기세포기술이 조식재생 분야에서 임상 응용기술로 확립되기 위해서는 줄기세포의 특성규명, 분화 조절 메커니즘 등 줄기세포 자체의 생물학적 원리에 대한 더욱 철저한 과학적 입증이 되어야 할 것입니다.

(2) 멸균

조직공학의 발전과 더불어 지지체로 사용되는 물질에 대한 균의 오염은 매우 심각한 도전이 되며 미생물의 오염을 해결하기 위해 항상 멸균과정을 고려해야 합니다. 멸균법에는 가열법, 여과법, 조사법, 가스법, 약제법 등이 있어 물질에 따라 선택을 해야 하며 특히 지지체가 세포와 합체된 경우 멸균을 할 수 있는 여지가 거의 없습니다. 때문에 공정을 매우 까다롭게 해야 하는 경우가 많고 정밀한 검증시스템을 거쳐야 하는 점이 있습니다.

(3) 보존

조직을 떼어낸 후 가장 중요한 것은 일단 떼어낸 조직이나 장기를 이식에 이용할 때까지 생물학적 기능을 잃지 않도록 보존하는 것입니다.

떼어낸 조직을 냉장이나 조직배양과 같은 방법으로 보존할 경우는 조직의 생존기간이 짧다는 점과 오염가능성 등의 위험성을 가지고 있으므로 조직을 급속하게 낮은 온도로 처리하여 생물화학적으로 보존하는 냉동보존 방법을 많이 사용합니다. 그러나 냉동된 조직을 해동할 때 원래의 생물학적 성능을 많이 잃어버리는 단점이 있습니다. 아직 모든 조직이나 세포를 냉동 보존시킬 수 있는 보편적인 방법은 아직 개발되지 못했으며 일단 냉동한 다음 해동할 때 정상기능 회복률을 증진시키는 방법을 계속 연구개발 중에 있습니다.

2) 윤리와 규제

2012년 국회에서 '줄기세포 등의 관리 및 이식에 관한 법률안'이 의원입법으로 발의되었습니다. 이는 줄기세포 불법 시술을 차단하기 위해 의약품 제조목적이 아닌 단순히 세포를 채취 및 보관하는 행위에 대해서도 적정한 관리의 필요성을 제기한 것입니다. 이와 같이 줄기세포의 허가 및 의료적 사용에 대해 엄격한 규제를 가하고 있으며 특히 배아줄기세포를 다루는 분야에 있어서 연구자와 임상의의 윤리적인 면이 강조되고 있습니다.

한국줄기세포학회는 "세포치료제는 다른 의약품과 마찬가지로 국

가적 차원에서 실시되는 객관적 검증절차를 통하여 유효성과 안전성
을 확인 받은 후 허가되고 관리되어야 할 대상이며, 자가줄기세포치
료의 경우 자신의 몸에서 유래되었다고 해서 안전성과 치료효과가 검
증되지 않고 무분별하게 사용하는 것은 환자의 건강에 위협이 될 수
있다"고 공식입장을 밝혔습니다.

　난치병치료의 희망인 줄기세포치료가 미래의학으로 발돋움하기 위
해서는 환자의 건강과 이익을 최우선으로 하는 과학적이고 윤리적인
임상연구가 선행되어야 할 것입니다. 이를 위해 식약처 및 관계 부처
에서는 치료기회를 확대하기 위해 안전하면서도 효과 있는 의약품이
사용될 수 있도록 다양한 방안을 강구하며 이에 대한 가이드라인을
가지고 이를 위한 아래와 같은 단계로 세포치료제 개발 과정을 엄격
히 준수하고 있습니다.

① 신약 후보 물질을 도출하기 위한 탐색
② 비임상 시험(Non-Clinical Trial)
③ 임상시험허가신청(IND : Investigational New Drug Application)
④ 임상시험(Clinical Trial)
⑤ 신약허가신청(NDA : New Drug Application)
⑥ 시판, 시판 후 사용성적조사 혹은 시판 후 안전서조사 (PMS :
　Post-Market Surveillance)

세포치료제 관련 가이드라인은 아직 충분하지 않지만 현재까지의 개발 사례들을 바탕으로 설정되고 규정된 것이기 때문에 개발자들은 제품개발 중에 식약처 담당자들과의 긴밀한 상담을 통해 최적의 방향으로 개발을 추진해 나아가는 것이 좋을 것입니다.

또한 효율적인 재생의학 치료제의 개발과 실용화를 위하여 연구자 집단, 기업, 정부의 연구지원 부서 및 인허가·규제 담당부서, 투자자, 시민단체들과 같은 이해관계자들이 협의체를 구성하여 소통의 장을 마련하는 것이 필요합니다. 미국의 경우 이미 2005년에 미국 식약청과 국방부 재생의료사업단과 워싱턴 재생의료연구연합회가 모여 비영리 단체를 설립하는 등 기초연구부터 임상연구까지 재생의학 전반에 대한 기술 개발, 정책, 제도 등 다양한 이슈에 대한 소통의 장을 마련하여 운영하고 있습니다. 우리나라도 이와 같이 정부 주도의 비영리 기관 또는 협의체 등을 통해 재생의학 분야의 여러 정책적, 제도적 현안들에 접근하여 풀어나가는 노력들이 시급히 시작되어야 할 것입니다.

3) 사업화

지난 20여 년간 조직공학, 줄기세포, 세포치료, 성장인자 치료 등 다양한 분야에서 조직 재건 혹은 재생에 관한 연구개발이 진행되어 왔습니다. 유사한 개념을 갖는 이 분야들은 재생의학으로 융합되면서 의약학 분야뿐 아니라 생물학, 화학, 재료공학, 전자, 기계 등의 분야 까지 참여하게 되었습니다.

재생의학이 경제에 미치는 영향과 그 시장성, 잠재력은 점차 커지 고 있습니다.

■ **재생의학 관련 제품**

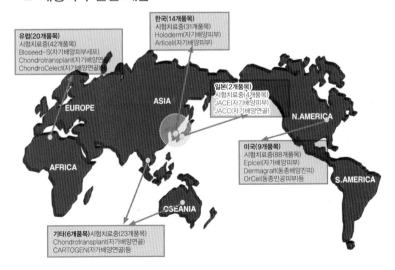

재생의학 연구개발을 통한 조직공학제품, 세포치료제, 이식제 등의 보다 활발한 재생의료 사업화를 위해서는 전문인력 확보, 혁신적인 자금조달, 지적재산권의 보호 및 확보, 적절한 가격 설정, 정부 정책의 적극적인 지원이 뒷받침되어야 할 것입니다.

(1) 전문인력 확보

재생의학은 그 잠재적 시장성은 있다고 하나 역사가 길지 않고 다양한 분야의 전문성이 융합된 의료기술을 기반으로 하기 때문에 대부분 연구개발 중심회사이거나 벤처의 형태를 이루고 있어 아직 기초연구에서 산업화까지 이어지는 연결고리는 취약합니다. 따라서 의학, 생물학, 공학 등의 연구 개발뿐만 아니라 사업화에 대한 폭넓은 지식과 시야를 갖춘 전문 인력의 양성과 저변확대가 중요합니다.

(2) 자금지원 및 정책지원

재생의학의 연구대상이 세포나 생체물질이기 때문에 그 자원을 확보하는데 상당한 어려움이 따릅니다. 따라서 연구 개발하는 과정에 많은 시간과 자원이 필요하게 되는데 국가연구펀드는 지속적으로 보장받기가 힘들기 때문에 제품화, 산업화로 연결되는데 어려움이 많습니다. 자금조달은 재생의학과 관련된 가장 중요한 요인 중 하나로, 모든 자금을 벤처캐피탈이나 대형제약회사에 의존하기는 어렵기 때문에 투자 활성화를 위해서는 관련 난제를 완화해 주는 정책의 지원이 필요합니다. 정보화 산업이 대한민국 싱장동력의 중심이 된 배경에 정책의 적극적인 지원이 있었던 것처럼 재생의학 또한 연구기관, 기업, 병원, 관련 기관 간의 소통과 이해를 바탕으로 정책의 수립과 지원이 매우 중요합니다.

또한 다른 신기술과 마찬가지로 재생의학 또한 새로운 치료법으로 이러한 혁신기술에 대해 높은 의료 수가가 책정됩니다. 재생의료의 실용화를 위해 초기에 이러한 고치료 비용에 대한 적절한 보험 환급이 필요하다고 봅니다.

(3) 지적재산권의 보호 및 확보

잠재적 투자자들에게 재생의학 관련 기술과 재료 및 기기 등이 가지는 상업적 잠재성을 인식시키는 한편 기술전략위원회와 같은 기관이 재생의학 특허를 보호하고 확보 할 수 있도록 지원하고 기금을 마련해서 운영하는 것이 필요합니다.

8. 재생의학의 미래

브루스 윌리스가 주연한 SF영화 〈제5원소〉에서는 서기 2300년의 미래 세계에서의 장기 재생 기술을 선보입니다. 그 과정은 인체 세포를 대량 배양해 골격을 만드는 물질과 섞은 다음 얇게 자른 식빵을 하나씩 하나씩 붙여나가듯이 심장, 간 그리고 뇌까지 만들어 인체의 모양을 완성한 다음 마지막으로 섞여있는 세포를 활성화시키자 드디어 인간이 완성됩니다. 당시만 해도 이것은 완전한 상상이었습니다. 하지만 영화 속의 이 장면은 2013년 미첨단과학학회(AAAS)에 발표된 3D 프린터로 장기를 입체 제작하는 최신 기술과 정확히 일치하니 17년 전 감독의 상상력이 그저 놀라울 따름입니다.

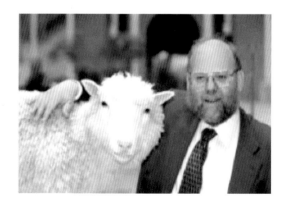

무성유전으로 체내 복제가 가능하다

일반 양들의 수명에 비해서는 단명한 셈이지만 6년 반이라는 긴 시간 동안 살아온 복제양 돌리는 동물사례를 통해 재생의학의 가능성을 예측해 볼 수 있습니다.

물론 아직까지는 복제 성공률이 매우 낮지만 이러한 문제를 해결하기 위한 노력들이 경주되고 있습니다.

인간의 경우에는 복제가 아니라 치료를 위한 장기복제기술을 발전시키는 것을 의미합니다.

서두에 언급한 만능 유도줄기세포 기술을 활용하여 자신의 세포를 역분화시켜 줄기세포로 만들고, 이를 대리모의 자궁에 이식하여 난치병을 극복하기 위한 치료목적의 인간 장기 복제가 가능하다는 의미이기도 합니다.

일부 생명 과학자들의 논리대로라면 치명적인 손상이나 노화된 장기를 대체할 수 있는 방법만 있다면 건강을 유지하고 수명을 연장할 수 있기 때문입니다.

치명적인 손상에 이르기 전에 미리 손상된 장기를 치료해주면 수명을 늘릴 수 있다는 논리입니다.

질병으로 사망하는 대부분의 경우를 살펴보면 특정 장기가 기능이 저하되거나 손상되면서 주변 장기들의 기능이 급속히 떨어지는 경우가 많습니다. 이러한 이유로 결정적인 장기의 손상을 사전에 줄기세포로 치료할 수 있다면 인체의 수명을 연장할 수 있다는 것입니다.

이렇게 되면 인간의 기대 수명이라는 단어가 사라질 수도 있겠습니다.
이렇게 큰 기대를 뒤로 미루더라도 각종 난치병들의 상당 부분들이 줄기세포를 이용한 치료로 극복이 될 것이며 신체의 외상 같은 경우는 흉터를 남기지 않으면서 외상을 입기 이전의 상태로 빠른 시간 내에 완전한 신체로 되돌려줄 것입니다.
재생의학의 학문과 기술의 속도는 지금까지의 어떠한 문명의 발달 속도보다 빠를 것이며 기능과 적용 등은 아무리 상상해도 지나치지 않을 것입니다.

이제 재생의학은 단순한 의학 및 의술의 발달을 넘어 현대 의학의 흐름을 마치 석기시대에서 철기시대를 맞이하는 듯한 대전환의 시기를 열어가고 있습니다.

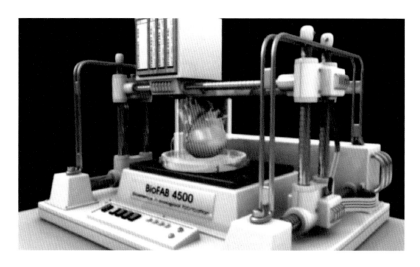

21세기에 진입하는 2000년 5월 〈Time〉지에서 조사한 21세기 Vision 중 '가장 각광받을 직업'에 대한 설문 결과에 따르면 재미있게도 1위를 차지한 것이 '조직 공학자'였다는 사실은 시사하는 바가 크다고 할 수 있습니다.

이에 미래의 우리 삶은 이러한 새로운 생명공학기술과 의학의 도래로 말미암아 20세기와는 확연히 다른 새로운 삶의 국면을 맞을지도 모릅니다.

이러한 시대의 급속한 흐름 속에서 보다 안정적이고 긍정적인 재생의학의 발전을 위해서는 고도의 과학적 증명과 엄격한 윤리적 기준이 병행되어야 할 것입니다.

또한, 세계적으로 앞서가고 있는 우리나라의 재생의학 분야를 발전시키기 위하여 가장 중점을 두어야 할 점은 전문 분야 연구자들 간의 긴밀한 교류 및 협력과 학제간 융합 연구가 이루어져야 할 것입니다.

예를 들어 IT 기술과 접목하여 결합된 조직 및 장기인 유닛장기를 제작할 수 있습니다. 이 유닛장기를 활용하여 동물과 사람을 대상으로 하지 않고도 신약 개발 과정의 후보 물질 탐색이나 안전성·유효성 평가를 하고 세포와 조직 모델로 활용하려는 연구들이 상당 부분 진행되고 있습니다. 이러한 융합기술의 발전으로 새로운 산업 및 시장이 형성될 가능성이 큽니다.

미국과 일본에 있는 세계 정상급 재생의학연구소의 경우를 보더라도 임상 의사를 포함하여 관련 분야의 전문가들이 모두 한 곳에 모여 협동 연구를 하며 모든 연구 방향의 초점을 임상 적용이라는 한 가지 목적에 맞추고 연구 성과를 바로 환자의 치료에 응용하고 있는 것을 간과해서는 안 될 것입니다.

줄기세포라는 재생능력을 가진 세포의 존재로 인해, 의료계는 무한한 가능성을 부여 받았지만 이들 세포가 실제로 어떤 세포이고, 어떻게 그 분화 과정이 바뀌게 되며, 어떻게 하면 보다 효율적인 세포치료 효과를 낼 수 있는지에 대한 장기간의 임상연구와 과학적 연구가 충분히 이루어져야 하며 이를 근거로 환자에게 적용해야 하는 과학적인 노력과 윤리적 책임이 요구됩니다.

재생의학의 발전은 궁극적으로 보다 건강한 인류의 삶을 유지 시키는 데 있어 상당한 기여를 할 것이라는 것에는 조금의 의심도 없습니다.

스마트 폰의 등장으로 인해 삶의 패턴이 바뀌었듯이 재생의학의 도래는 인류의 소망인 건강하고 행복한 삶의 실현을 위한 새로운 지평이라고 볼 수 있습니다.

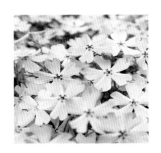

QR CODE Index

Anthony Atala 박사의 선구적인 재생의학,

신체재생에대하여 - Alan Russel

프랑스 인공 심장 이식 성공

나날이 발전하는 의료기술(인공팔)

이상한 마우스의 귀

성체줄기세포로 방광재생

고분자 나노섬유 세포지지체

전기방사 나노섬유지지체 기술

생체 조직 재현을 위한
3차원 초정밀 바이오 인공지지체 기술

세포배양

조직공학 바이오리액터(혈관)

조직공학 바이오리액터(근육)

바이오 프린팅기술

인공장기 프린팅기술

심장질환에 대한 세포치료 가능성

줄기세포분말을 이용한 손가락재생

피부 세포 분부기

QR CODE 인터넷 주소

Anthony Atala박사의 선구적인 재생의학,
http://www.youtube.com/watch?v=51IwPzdP0JI

신체재생에 대하여 -Alan Russel
http://www.youtube.com/watch?v=5ZCjd-6c7Zk

프랑스 인공 심장 이식 성공
http://www.youtube.com/watch?v=qz5Jt3NrNGQ

나날이 발전하는 의료기술(인공팔)
http://www.youtube.com/watch?v=UphquQKRHQs

이상한 마우스의 귀
http://www.youtube.com/watch?v=PEc7QXAjsL4

성체줄기세포로 방광재생
http://www.youtube.com/watch?v=XzHhei1kpok

고분자 나노섬유 세포지지체
http://www.youtube.com/watch?v=p6h2EH_0BC4

전기방사 나노섬유지지체 기술
http://www.youtube.com/watch?v=k1nems9yxH0

생체 조직 재현을 위한 3차원 초정밀 바이오 인공지지체 기술
http://www.youtube.com/watch?v=27RRoWhkNWw

세포배양
http://www.youtube.com/watch?v=WGKoJRNKADY

조직공학 바이오리액터(혈관)
http://www.youtube.com/watch?v=5jb7ed2iCJs

조직공학 바이오리액터(근육)
http://www.youtube.com/watch?v=XmDeaP6n9vA

바이오 프린팅기술
http://www.youtube.com/watch?v=9D749wZSlb0

인공장기 프린팅기술
http://new.ted.com/talks/anthony_atala_printing_a_human_kidney

심장질환에 대한 세포치료 가능성
http://www.youtube.com/watch?v=LLEvbJRUWOk

줄기세포분말을 이용한 손가락재생
http://www.youtube.com/watch?v=NEnLK0oJCa8

피부 세포분무기
http://www.youtube.com/watch?v=VOXJaIvRltM